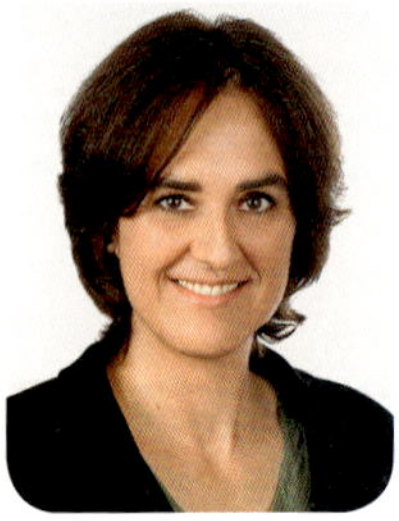

**Dr. Tina Maria Ritter** ist Diplom-Biologin und Heilpraktikerin. Sie promovierte 2004 am Deutschen Krebsforschungszentrum im Bereich der Angewandten Tumorvirologie. Seit 2008 ist sie in Mannheim als Heilpraktikerin in eigener Praxis tätig. Ihre Schwerpunkte: die Stoffwechselstörung HPU, Orthomolekulare Medizin, Ausleitung und Entgiftung, Schilddrüsenstörungen, Burn-Out und Allergien. Was ihr besonders am Herzen liegt: Patienten dazu zu ermutigen, ihr Leben selbst in die Hand zu nehmen und nicht auf ein Wunder zu warten. Denn: »Es beginnt jetzt. Immer jetzt. Denn das ist der einzige Moment, den es gibt und zu dem wir Zugang haben.«

Dr. Tina Maria Ritter

# Stoffwechsel-Störung HPU

Wenn Stress krank macht. Das Selbsthilfeprogramm

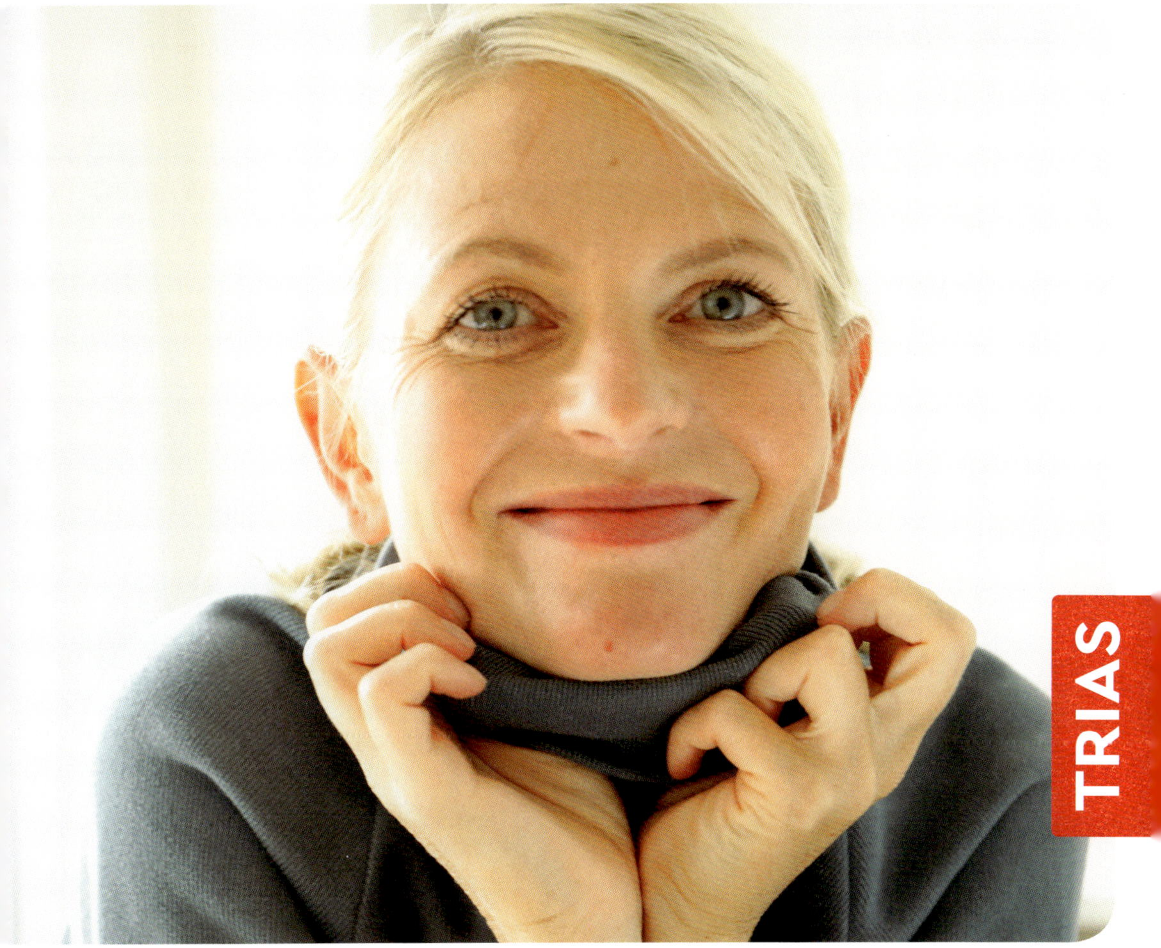

TRIAS

Unsere tiefste Angst ist nicht die, daß wir unzulänglich sind. Unsere tiefste Angst ist die, daß wir über die Maßen machtvoll sind. Es ist unser Licht, nicht unsere Dunkelheit, das uns am meisten erschreckt. Wir fragen uns: Wer bin ich denn, daß ich so brillant, großartig, talentiert, fabelhaft sein sollte? Aber wer sind Sie denn, daß Sie es *nicht* sein sollten? Sie sind ein Kind Gottes. Wenn Sie sich kleinmachen, dient das der Welt nicht. Es hat nichts von Erleuchtung an sich, wenn Sie sich so schrumpfen lassen, daß andere Leute sich nicht mehr durch Sie verunsichert fühlen. Wir sollen alle so leuchten wie die Kinder. Wir sind dazu geboren, die Herrlichkeit Gottes in uns zu manifestieren. Sie existiert in allen von uns, nicht nur in ein paar Menschen. Und wenn wir unser eigenes Licht leuchten lassen, erlauben wir auch unbewußt anderen Menschen, das gleiche zu tun. Wenn wir von unserer eigenen Furcht befreit sind, befreit unsere Gegenwart automatisch auch andere.

*Aus: Marianne Williamson,*
*»Rückkehr zur Liebe«,*
*9. Aufl., S. 209*

# Liebe Leserin, lieber Leser,

die Hämopyrrollaktamurie, abgekürzt HPU, verursacht zahlreiche Probleme – wir brauchen Lösungen. Tina Maria Ritter hat über Jahre in ihrer Praxis eine Fülle von Erfahrungen gesammelt und diese mit viel theoretischem Wissen verknüpft. So werden Betroffenen und ihren Therapeuten in ihrem Buch wirklich Lösungen angeboten.

Die HPU hat direkte Auswirkungen auf den Alltag, die Lebensführung, die Familien, Gesundheit und Krankheit, das Körpergefühl und natürlich in besonderem Maße auf die Psyche – auch auf rein biochemischem Weg. Auf vieles gilt es Rücksicht zu nehmen, damit sich das Leben besser anfühlt. Aber wie sind beispielsweise Rücksichtnahme, Verständnis und Verantwortlichkeit für sich selber und in Beziehungen zu dosieren? Als Fachärztin für Psychotherapeutische Medizin kann ich nur bestätigen, dass natürlich nicht jedes Problem Psychotherapie erfordert. Für die vielen Tausend Fragen im HPU-Leben ist Anleitung, Vermitteln von Wissen, ein gutes Coaching oft der sinnvollste Weg.

Mit leichter Hand geleitet zu werden, ist meist am angenehmsten, und genau das spricht immer wieder erfrischend aus diesem Buch. HPU muss nicht gleichbedeutend sein mit schwerem Schicksal. Es geht darum, Hilfestellungen zu bekommen, die Herausforderungen anzunehmen und ihnen mit geeigneten Mitteln gerecht zu werden.

Schließlich macht es Freude, mit HPU-Betroffenen zu arbeiten. So wie für mich auch immer wieder aufs Neue die Zusammenarbeit mit Tina Maria Ritter Grund zur Freude ist. Und ich bin zuversichtlich, dass sich auch in Zukunft noch viele weitere Lösungen zeigen werden.

Dr. med. Liutgard Baumeister-Jesch

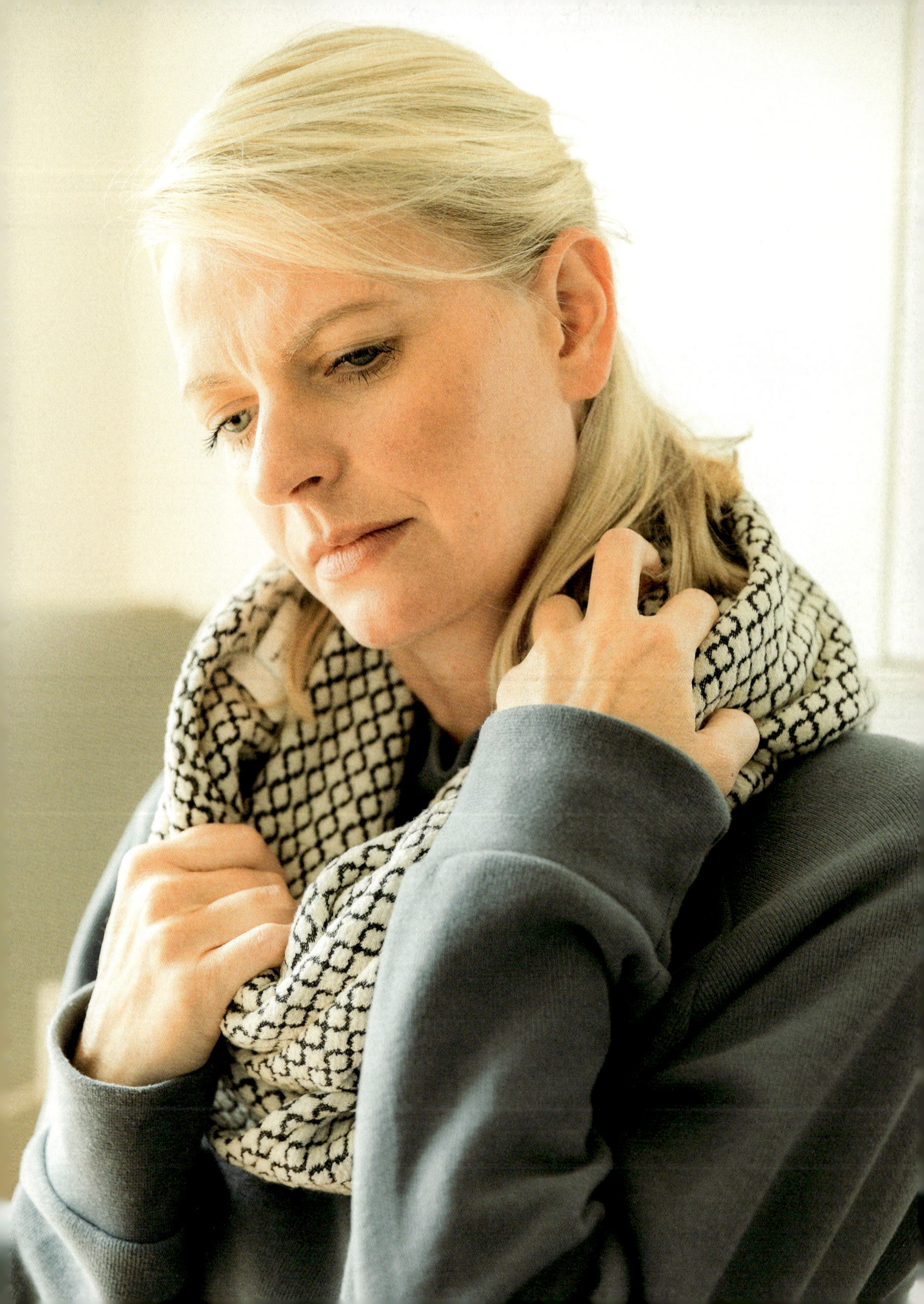

# Wenn Stress krank macht

HPU – eine weit verbreitete Stoffwechselstörung und was sie mit Stress zu tun hat

# Warum dieses Buch?

**Dieses Buch hilft Ihnen, HPU besser zu verstehen, und zeigt, wie ein für die Stoffwechselstörung passendes Gesundheits- und Ernährungsmanagement aussehen kann.**

In meiner Praxis als Heilpraktikerin suchen mich viele Patienten mit der Stoffwechselstörung Hämopyrrollaktamurie (kurz HPU) auf. Die Mehrzahl sind Frauen. Viele der Frauen kommen zum Termin mit ihren Männern oder lassen sich von Familienmitgliedern oder Freunden begleiten, weil sie Angst davor haben, alleine in eine unbekannte Großstadt zu fahren. Mit dem Termin bei mir verbinden sie viel: Hoffnung auf Hilfe, Gesundheit und allgemein bessere Leistungsfähigkeit.

In der Regel sind sie gut vorbereitet, haben sich Notizen gemacht und viele Fragen notiert. Wir nehmen uns Zeit für diese Fragen, weil ich weiß, dass auch ich damit als Therapeutin auf Herz und Nieren geprüft werde und dieser Prüfung erst einmal standhalten muss. Außerdem will und muss der HPUler alles, was wir tun, und auch die tieferen Zusammenhänge verstehen. Wenn er oder sie etwas nicht versteht, wird er/sie die Maßnahmen, die ich anordne, nicht durchführen, weil sie dann für ihn/sie keinen Sinn machen. Und für den HPUler muss eben alles einfach Sinn machen. Deswegen ist es wichtig, dass genügend Raum für Fragen ist.

Doch sehr häufig zeigt sich, dass die Merkfähigkeit beim ersten Termin stark eingeschränkt ist und die Frage zwar gestellt, doch die Antwort nicht wirklich gespeichert werden kann. Und oft kommt es auch vor, dass der Patient sich mit seinen Fragen »selber ein Bein stellt«, also als Laie aus den gegebenen Antworten falsche Schlussfolgerungen zieht und gedanklich immer wieder in einer Sackgasse landet. Als Therapeutin, die selbst von HPU betroffen ist, stehe ich oft vor

der Schwierigkeit, den Weg für den Patienten zwar zu sehen und ihn dem Patienten auch verständlich machen zu können, ihn aber trotzdem nicht durchführen zu können, weil der HPU-Patient sich gedanklich im Kreis dreht. Da hilft nur Aufklärung über die Zusammenhänge der Störung sowie der Aufbau einer vertrauensvollen Beziehung zwischen Patient und Therapeut, sodass der Patient auch therapeutische Schritte geht, ohne vielleicht jederzeit alles zu verstehen.

Für diese Menschen schreibe ich dieses Buch. Denn viel von meiner Arbeit in der Praxis ist mittlerweile eine Art Coaching geworden: zuhören, die richtigen Fragen stellen, Zusammenhänge vermitteln, aber neben der Stoffwechselstörung auch auf die Persönlichkeit und individuelle Situation des HPU-Patienten eingehen. – Ich nenne dies HPU-Guiding, da ich die Menschen hierbei gezielt zu mehr Lebensqualität führen und sie auf ihrem Weg begleiten möchte. – Für viele Patienten ist es bereits eine Erleichterung zu erfahren, dass sie mit ihren Problemen nicht alleine auf der Welt sind, sondern dass es tatsächlich Menschen gibt, denen es aufgrund der Besonderheit in ihrem Stoffwechsel ebenso oder ähnlich ergeht. Sie fühlen sich dadurch nicht in die Psycho-Ecke abgeschoben, sondern ernst genommen. Und ich will gerne noch weiter mit ihnen gehen. Ich möchte ihnen mit den Methoden, die mir auch geholfen haben, einen Weg aufzeigen, wie sie sich selber helfen können, wie sie mehr zu sich selbst finden und ihr Leben besser in den Griff bekommen.

Bücher über Coaching und Potenzialentwicklung gibt es bereits zuhauf auf dem Markt. Warum also nun noch ein Buch, dazu noch zu so einem speziellen Thema? Die Antwort ist einfach: weil all diese Bücher für Menschen geschrieben wurden, die Zugriff auf ihre Ressourcen haben. Der HPUler dagegen hat das nicht – oder nicht immer oder nur zeitweise. Er nimmt sich etwas vor, das ihm aber nicht oder nur mangelhaft gelingt. Frustriert wendet er sich von dem eingeschlagenen Weg oder einer Methode wieder ab. Das Misslingen sieht er als Bestätigung, dass er dafür eben nicht geeignet ist. Eine Erklärung dafür, warum er an manchen Tagen Berge versetzen kann und an anderen maximal Löcher in die Luft starrt, findet er auf diese Weise nicht.

Was braucht es also? Eine schonungslose Ist-Analyse und die Erkenntnis, dass gewisse Schwächen im Stoffwechsel ausbalanciert und therapiert werden müssen. Ein gutes und für die Stoffwechselstörung passendes Gesundheits- und Ernährungsmanagement ist dafür unbedingt notwendig, dann können in der Therapie verschiedene Coaching-Tools effektiv genutzt und die Hebel ganz gezielt angesetzt werden.

Ich möchte Ihnen mithilfe dieses Buches ermöglichen, zum Langstreckenläufer zu werden und Ihre Ziele auch tatsächlich angehen zu können. Ich möchte mit dem HPU-Guiding die Lücke schließen zwischen denen, die schon am Start sind, und denen, denen die Kraft und der Wille fehlt, aufzustehen und mitzumachen.

Wir wollen Ihren Stoffwechsel »tunen« und dadurch die Basis legen für eine gute Biochemie des Gehirns, sodass Sie Ihren Geist trainieren können. Wichtig ist dafür nur, dass Sie verstehen, dass das Gehirn wie ein Muskel funktioniert. Ohne Training verkümmert es, ohne Disziplin wird es sich nicht verbessern, ohne tägliches Üben werden Sie keine Meisterschaft erlangen.

Die gute Nachricht lautet: Egal wie alt Sie sind, das Gehirn, unsere Nervenzellen, besitzen eine sogenannte Neuroplastizität. Neuronen bilden Schaltstellen aus und verknüpfen sich, wenn Sie sie dazu anregen. Das funktioniert beim Neugeborenen genauso (na ja, vielleicht ein bisschen anders) wie beim Erwachsenen und beim älteren Menschen.

Die Meisterschaft in puncto HPU zu erlangen, bedeutet aus meiner Sicht: Gelassenheit, Freude, Glück, tiefe Zufriedenheit. Diese Emotionen werden nicht durch die Welt da draußen verursacht. Wenn Sie das erwarten, bleiben Sie immer Opfer und vermeintlicher Spielball des Schicksals. Diese Emotionen erwachsen aus einem gesunden und in sich ruhenden Geist, aus Ihrer eigenen schöpferischen, gestaltenden Kraft!

Bei HPUlern hingegen kommt der Geist oft nicht zur Ruhe. Sorgen und Ängste verursachen innerlich temporeiche Achterbahnfahrten (Stress), das Leben scheint nach ganz bestimmten Mustern abzulaufen. Ängste erzeugen Stress, eine angespannte Haltung erzeugt noch mehr Ängste und Stress und Dauerstress erzeugt Krankheit. So gesehen machen wir HPUler viele unserer Erkrankungen in der Tat selber.

Das zu ändern und sein Leben eigenverantwortlich selber in die Hand zu nehmen, anstatt darauf zu warten, dass sich irgendwie durch irgendwen irgendetwas zum Guten wendet, ist nicht einfach, aber aller Mühe wert!

Es beginnt jetzt. Immer jetzt. Denn das ist der einzige Moment, den es gibt und zu dem wir Zugang haben. Nur dieser Augenblick!

Warum also dieses Buch? Weil es mir am Herzen liegt, das Bestmögliche für meine Patienten zu erreichen. Weil so viele HPUler weit unter ihren Möglichkeiten leben und ich helfen will, dieses Potenzial für sie selbst und unsere Gesellschaft nutzbar zu machen. Weil ich weiß, wie bescheiden es sich anfühlt, wenn man ein Leben lebt, dass eigentlich anders sein sollte – und weil zur HPU-Therapie auch gehört, dass man sich selbst managt und in die Eigenverantwortung geht.

Wenn ich mit diesem Buch nur ein klein wenig dazu beitragen kann, dass Sie ein Stückchen mehr mit beiden Beinen im Leben stehen und sich nicht hinter Ihrer Größe verstecken, dann haben wir gemeinsam viel erreicht.

An dieser Stelle möchte ich noch darauf hinweisen, dass im Buch der besseren Lesbarkeit halber immer vom HPUler gesprochen wird, damit sind aber natürlich immer Männer und Frauen gleichermaßen gemeint.

# HPU und Stress – ein Teufelskreis

Es gibt ganz verschiedene Arten von Stress und manche sind auch selbst gemacht. Stresserleben kann krank machen, muss es aber nicht.

Rund 70 Prozent der Krankheitskosten in den Industriestaaten entfallen auf die Behandlung von chronischen Leiden wie z. B. Diabetes Typ 2, Bluthochdruck, Depression, Asthma und weitere. Die Studie (KoDim-Studie) über die Kosten, die Diabetes mellitus im Gesundheitssystem verursacht, aus dem Jahr 2010 macht deutlich, dass die Kosten alleine für Diabetes-Patienten für die Krankenversorgung rund 19,6 Mrd. Euro betragen, und kommt zu dem Schluss, dass der Anteil der Diabetiker an der Bevölkerung durch präventive Maßnahmen reduziert werden muss, um diese hohen Kosten zu senken (Quelle: Hauner et al., Deutsches Ärzteblatt 2007).

Viele Zivilisationserkrankungen entstehen durch eine Kombination aus Bewegungsarmut und kalorienreicher Ernährung (vor allem mit Kohlenhydraten). Doch auch langanhaltender negativer Stress soll, so wird vermutet, mit ursächlich sein. Hektik im Büro oder im Alltag sorgen dafür, dass wir auch zunehmend zu Hause weniger abschalten können. Viele Arbeitgeber erwarten heute sogar von ihren Mitarbeitern, auch nach der regulären Arbeitszeit erreichbar oder verfügbar zu sein. Das erzeugt auf Dauer enorm viel Druck und macht krank. Schlimmstes Beispiel ist der Tod eines 21-jährigen Praktikanten in London 2013, der nach 3 durchgearbeiteten Nächten ohne Schlaf an einem epileptischen Anfall starb. Wie kann so etwas passieren?

## Arbeitsunfähig durch Stress

Insgesamt sind die Fehlzeiten wegen psychischer Erkrankungen durch Zeitdruck

und Stress seit 1999 um fast 80 Prozent gestiegen (Quelle: Herzner, Apotheken-Umschau 2014). Stress schadet also auch den Unternehmen. Die Arbeitsunfähigkeitstage stiegen von knapp 5 auf fast 50 je 1000 Männer und Frauen, also auf ungefähr das 10-Fache. Und dabei liegen zwischen den Vergleichsjahren gerade einmal 20 Jahre. Das sind mehr als bedenkliche Zahlen!

Und: Mediziner gehen davon aus, dass psychosomatische Erkrankungen, insbesondere infolge von Stress, inzwischen Ursache von rund einem Drittel aller Frühverrentungen sind (Quelle: Däfler 2012, FAZ).

Doch es geht noch weiter. Einer Studie zufolge bedrohen die Kostenexplosionen das gesamte Gesundheitssystem. Mittlerweile steigt die Zahl der Krankheitsjahre eines Menschen schneller als die allgemeine Lebenserwartung (Quelle: Deutsche Gesundheits Nachrichten).

Und doch heißt es, dass wir immer älter und auch gesünder älter würden, weil wir ein so gutes Gesundheitssystem hätten. Dr. Dietrich Klinghardt, deutschstämmiger Arzt aus Seattle und Begründer des Instituts für Neurobiologie in Glottertal, ist der Ansicht, unsere Gesellschaft habe den Zenit was die Gesundheit, Leistungsfähigkeit und Intelligenz angeht, schon lange überschritten. Viele aktuelle Probleme wie die Zunahme von Lernschwierigkeiten, Aggression und Gewalt oder auch von chronischen Krankheiten bringt er damit in Zusammenhang.

## Wie entsteht Stress?

Grund genug also, sich einmal mit der Frage zu beschäftigen, was Stress wirklich ist. Wie entsteht er? Und: Warum ist der eine leichter gestresst als der andere und wann und wen macht Stress wirklich krank?

Untersuchungen zeigen beispielsweise, dass Mütter öfter gestresst sind als Angestellte. Das ist zunächst doch eher erstaunlich. Haben Mütter so viel Termindruck? Finanzielle Krisen? Probleme mit dem Chef? Werden Sie von Ihren Kindern gemobbt?

Vielleicht gibt es doch noch andere Ursachen für Stress – und zwar solche, die in der Persönlichkeit jedes Einzelnen begründet liegen. Dazu später mehr.

## Stress macht krank

In allen Medien wird das Thema Stress munter breitgetreten. Stress muss als Erklärung für fast alles herhalten, jedenfalls für alles, was man sich im ersten Moment nicht anders erklären kann. Stress ist die Ursache Nummer eins für Krankheit und Tod, für Probleme am Arbeitsplatz, für Probleme in der Beziehung, in der Familie usw. und manchmal hat man den Eindruck, es ist heutzutage schon richtig chic, gestresst zu sein. Es ist das Thema unserer schnelllebigen Zeit.

Wir alle sind im Alltag oft unter Zeitdruck und hetzen von einem Termin zum nächsten. Ist das Stress? Wenn ich das Mittagessen runterschlinge und dabei ein Meeting mit Kollegen abhalte? Oder ist es Stress, vier kleine Kinder gleichzeitig für den Kindergarten und die Schule fertig zu machen, sie rechtzeitig wieder abzuholen, das Essen fertig gekocht zu haben, die Wäsche zu waschen und für alle kleinen und großen Nöte da zu sein? Oder ist es auch Stress, wenn ich ein Wochenende frei genommen habe, die Nacht auf dem Zeltplatz verbringe und ein heftiges Gewitter im Anmarsch ist? Oder vielleicht setzt Sie folgende Vorstellung unter Druck: Das Geld ist knapp und das Konto leer und die Rechnungen können nicht bezahlt werden. Wie fühlt sich diese Vorstellung für Sie an?

## Stresserleben ist subjektiv

Was der Einzelne als Stress erlebt, ist sehr subjektiv. So kann es zum Beispiel sein, dass Sie ein neues Projekt planen und alles wie am Schnürchen läuft und es eine Freude ist zu arbeiten. Das Mittagessen mit Kollegen muss zwar schnell gehen, bringt aber einen regen Austausch wichtiger Informationen bei einem guten Essen und macht einfach Spaß. Die Gedanken fliegen geradezu hin und her! Die Zukunft sieht rosig aus, das Projekt hat gute Chancen … Ist das trotzdem Stress?

Oder: Sie sind Vollblut-Mama, Kinder sind Ihr Leben. Kaum etwas bringt Sie aus der Ruhe. Nebenbei erledigen Sie noch spielend (so sieht es für andere aus) einen Job als Selbstständige und führen das Projekt Familienunternehmen mit Bravour. Wo andere Frauen am liebsten schreiend davonlaufen würden, blühen Sie erst richtig auf. Das gibt es! Meine Freundin ist so eine Frau. Sie hat vier Kinder und muss sich die meiste Zeit alleine um sie kümmern. Daneben ist sie noch freiberuflich tätig und schafft alles problemlos. Andere Frauen sind bereits mit einem Kind und keinem Job gestresst und überfordert.

## Was macht den Unterschied?

Warum ist der eine schneller gestresst als der andere? Kann es noch andere Gründe geben, als die Lebensumstände und die Frage, ob das Schicksal es gut oder schlecht mit einem gemeint hat? Ja, die gibt es. Und sie liegen in uns selber, genauer: in unserem Stoffwechsel! Es gibt eine angeborene, weit verbreitete Stoffwechselstörung, die Hämopyrollaktamurie (kurz HPU), die den Stoffwechsel oder Metabolismus in bestimmte Richtungen »triggert«. Menschen mit HPU sind sehr stresslabil und zeigen ein ausgeprägtes Stressvermeidungsverhalten. Das beruht unter anderem darauf, dass diese Patientengruppe in der Regel eher ängstlich ist. Das ist die psychische Komponente. Die physische Komponente besteht darin, dass aufgrund der Stoffwechselstörung die Menschen leicht an ihre Grenzen kommen. Das bedeutet, dass sie im Vergleich zu Nicht-HPUlern körperlich nicht viel Kraft haben. Und wenn ich weniger Kraft habe, mich weniger stark fühle, dann fühle ich mich auch leichter überfordert. Und wenn ich mich überfordert fühle und an meine Grenzen komme, erlebe ich subjektiv Stress. Hinzu kommt, dass der HPUler perfektionistisch veranlagt ist. Er will nicht nur alles zu 100 Prozent richtig machen, sondern erlaubt sich auch auf dem Weg dahin keine Fehler. Und das ist leider auf diesem Planeten völlig unmöglich. Wenn ich das meinen Patienten im Gespräch in dieser Einfachheit sage, schauen sie mich verdutzt an. Warum sie darauf noch nicht selber gekommen sind, fragen sie sich dann wahrscheinlich.

## Äußerer oder innerer Stress?

Das Erleben von Stress ist also in erster Linie subjektiv. Außerdem können wir unterscheiden zwischen Stress, den ich mir ganz und gar selber mache (Gedanken), und Stress, der von außen kommt (z. B. Termindruck, Hierarchie im Job, Katastrophen, Schicksalsschläge etc.), und natürlich können beide Stresssorten auch in Kombination vorkommen. Denn wenn ich mich z. B. nicht gut organisieren kann,

Das Stressmodell basierend auf Seyle 1953

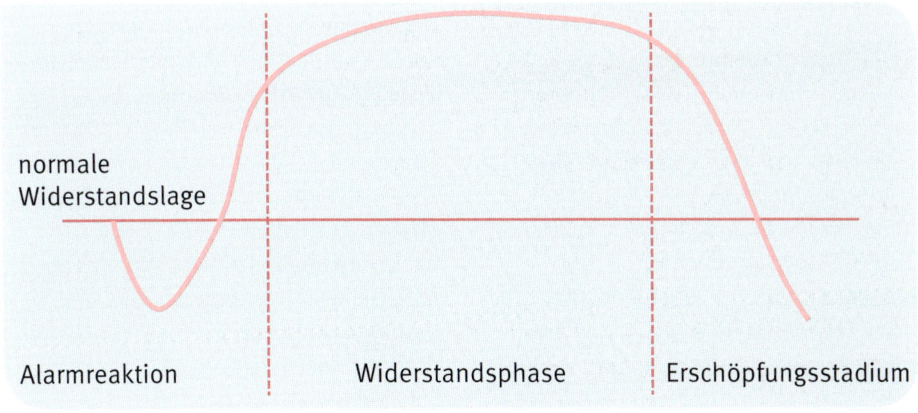

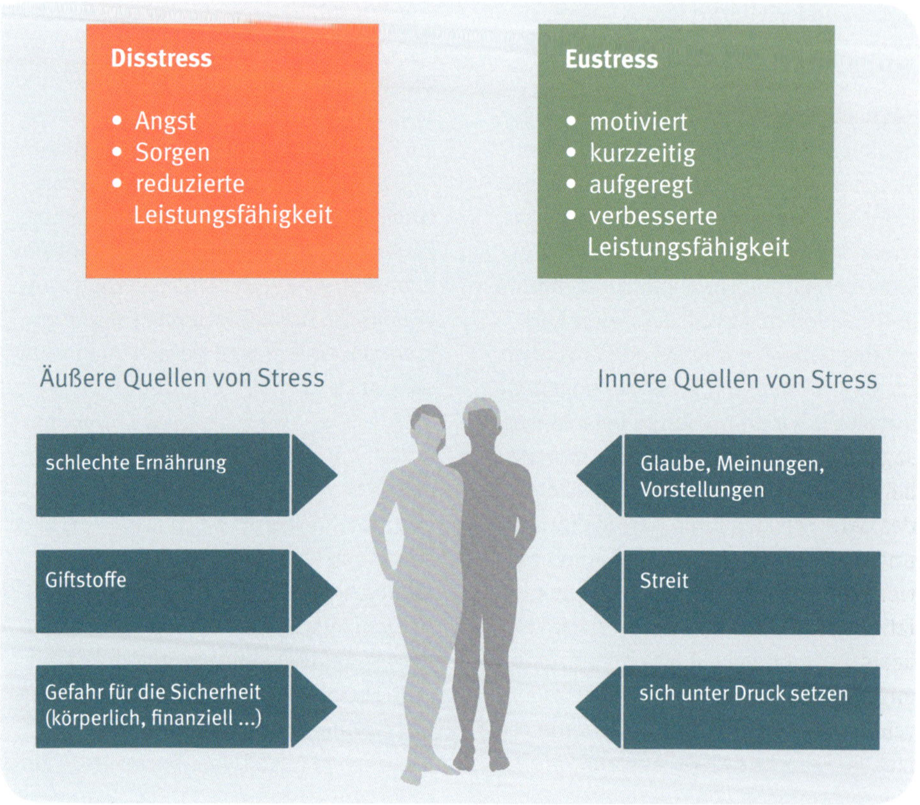


Eustress und Disstress im Vergleich

weil ich ein schlechtes Kurzzeitgedächtnis habe – was mich stresst, komme ich leichter unter Termindruck. Das verursacht dann wiederum Stress im Alltag.

## Eustress und Disstress

Wissenschaftlich unterscheidet man zwischen sogenanntem Eustress und Disstress. Eustress ist der Stress, der mich nicht belastet, sondern beflügelt, vielleicht mich zu Höchstleistungen anspornt. Verliebtsein ist wohl die bekannteste Form von Eustress oder die Arbeit an einem interessanten Projekt. Disstress hingegen ist die Form von Stress, die wir als negativ und auf Dauer als erschöpfend erleben. Die Art von Stress (Seite 16), die in den Medien breitgetreten wird, langfristig zu Erschöpfung führt und die krank macht, wenn wir nichts an der Situation ändern.

## Wie Stress unseren Stoffwechsel entgleisen lässt

Auf biochemischer Ebene kommt es zum Anstieg verschiedener Neurotransmitter und Hormone. Es entsteht das sogenannten »Kampf-oder-Flucht-Syndrom«, eine uralte Antwort des Körpers auf Gefahr, die es uns ermöglicht, in Sekundenbruchteilen zu reagieren. Steuerungszentrale ist dabei eine mandelkernartige Struktur unseres Gehirns, die Amygdala. Der Neocortex, jene Struktur, die unser kognitives Denken ermöglicht, wird dabei völlig umgangen. Es ist eine Region des Gehirns, die alle Säugetiere haben und die das Verhalten in Gefahrensituationen steuert, denn erst über eine Gefahr nachzudenken, würde wertvolle Zeit kosten. Die Amygdala schickt Botenstoffe aus, die den Stoffwechsel sofort aktivieren und z. B. Energie direkt zur Verfügung stellen, Verdauungsvorgänge unterbrechen, Blut und Sauerstoff in die Muskulatur schicken und die Schmerzrezeptoren hemmen. Der Organismus ist bereit zu kämpfen oder zu flüchten!

Die Botenstoffe, sogenannte Neurotransmitter, die dabei eine entscheidende Rolle spielen, sind Adrenalin, Noradrenalin, Dopamin und Glutamat. Das wichtigste Hormon ist das Cortisol als Antwort auf Stress. Schauen wir uns das kurz genauer an.

Cortisol wird vor allem in der zweiten Nachthälfte gebildet und sorgt mit seiner morgendlichen »Spitze« dafür, dass wir gut aus dem Bett kommen. Im Tagesverlauf sinkt der Cortisolspiegel ab, bis er abends nur noch ca. 10 Prozent des Morgenwertes erreicht. Dann werden wir müde und gehen ins Bett. Bei einem akuten Stressreiz wird zusätzlich Cortisol ausgeschüttet. Die Kurve (Seite 20) würde sich dadurch verändern und z. B. eine zusätzliche »Spitze« am Mittag aufweisen, genau zu dem Zeitpunkt, an dem wir auf den Löwen oder die Schlange getroffen sind – oder auf unseren Chef, mit dem wir Ärger haben. Das ist nicht weiter tragisch, wenn es bei Einzelereignissen bleibt. Wenn das aber jeden Tag passiert, über Wochen oder Monate hinweg, kann es zur körperlichen Erschöpfung führen, und zwar durch eine Erschöpfung der Nebennieren, jenes Organs, das uns das Cortisol zur Verfügung stellt.

Dann sieht unsere Cortisolkurve anders aus: morgens sehr viel flacher (wir kommen kaum aus dem Bett) und mit einem entsprechend geringeren Abfall bis zum Abend. Oder: Der Vorgang wird unphysiologisch und die Kurve (Seite 21) steigt zum Abend hin sogar an (abends geht es dem Patienten besser als morgens). Das nennt man dann chronischen Stress, Burn-out oder Nebennierenschwäche.

Gleichzeitig verändern sich über die Dauer der Stresseinwirkung die Neurotransmitter im Gehirn. Es wird weniger »Glückshormon« (Serotonin) gebildet, da-

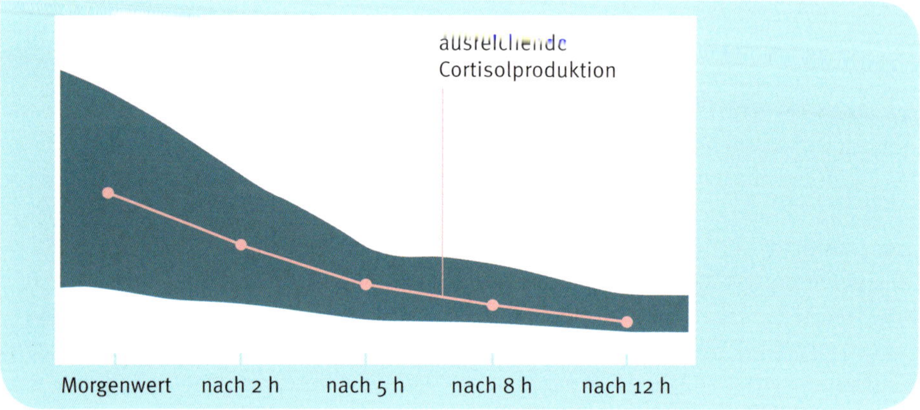


Die Cortisolkurve im Tagesverlauf

durch weniger »Schlafhormon« (Melatonin) und es sind auch weniger von den Neurotransmittern verfügbar, die Aufmerksamkeit und Wachheit steuern (Dopamin und Noradrenalin). Diesen Zustand nennt man Depression.

Chronische Müdigkeit und Burn-out haben u. a. folgende Leitsymptome (nach Fukuda et al. 1994; Erpenbach und Schröder 2016):

- Müdigkeit und Erschöpfung
- Schlafstörung und fehlende Erholung im Schlaf
- Merkfähigkeits- und Konzentrationsstörungen
- Angst/Panik, den Anforderungen nicht mehr gewachsen zu sein
- Stimmungsschwankungen, Depression, Sorgen
- sozialer Rückzug
- Ablenkung durch Rauchen, Essen, Alkohol oder Internet
- chronische Infekte
- chronische Schmerzen an Muskeln und Gelenken
- Unterzuckerung mit Heißhungerattacken
- Störungen des Hormonhaushalts
- Kopf-Nacken-Schmerzen, Verspannungen, Rückenschmerzen
- Verdauungsprobleme (Magenschmerzen, Reizdarm)
- Herz-Kreislauf-Probleme

Disstress, in welcher Form auch immer, kann nicht nur zu einer Störung der Nebennierenfunktion führen, sondern die gesamte Nebennieren-Hypophysen-Schilddrüsen-Achse betreffen. Die Hypophyse ist die übergeordnete Steuerzentrale im Gehirn, die mit Hilfe spezieller Botenstoffe die Schilddrüse sowie die Nebenniere steuert und dies über ein sehr sensitives Rückkopplungssystem auch verlässlich tun kann. Bei Stress kann es zu einer Überforderung der Nebennieren kommen, was sich negativ auf

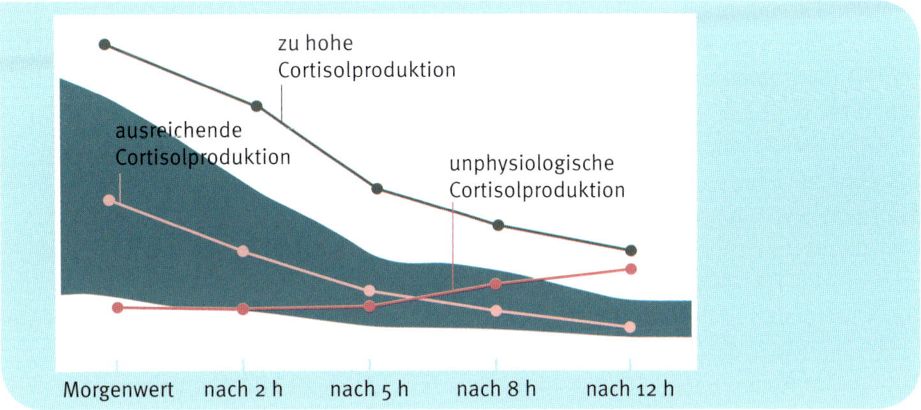


Cortisolkurve bei chronischem Stress oder Burn-out

den Schilddrüsenstoffwechsel auswirkt (Cortisol fördert die Bildung von sogenanntem reversem $T_3$, das den Stoffwechsel bremst). Abweichungen im Verhältnis von DHEA (einem Vorläuferhormon, aus dem weitere Sexualhormone hergestellt werden; der DHEA-Spiegel sinkt bei Dauerstress) zu Cortisol haben ebenfalls Einfluss auf die Schilddrüse. Somit unterdrückt ein hoher Cortisol- und niedriger DHEA-Wert (Cortisol-DHEA-Verhältnis) den Wert des schilddrüsenstimulierenden Hormons (TSH). Das bedeutet, dass es bei Stress zu einer negativen Rückkopplung mit der Schilddrüse kommt. Im Klartext heißt das: Die Schilddrüse wird gebremst.

Der Stoffwechsel der Nebenniere und derjenige der Schilddrüse sind eng miteinander gekoppelt. Stress hat auf beide Organe negative Auswirkungen.

Nicht nur die Diagnosen Erschöpfung und Burn-out werden immer häufiger, auch die der Schilddrüsenstörungen nehmen immer mehr zu. Schilddrüsenfehlfunktionen werden allerdings oft erst nach Jahren diagnostiziert. Der Leidensweg der betroffenen Patienten ist lang.

## Wo ist nun der Ausweg aus solch einer Krise?

Bedauerlicherweise hilft uns die Schulmedizin hier nicht so viel. In der Regel wird die Diagnose Depression oder Burnout gestellt, der Patient wird zur Psychotherapie geschickt und bekommt Psychopharmaka verschrieben. Das hilft nur bedingt oder auch gar nicht. In der biologischen Medizin, einer neuen Art der Medizin, die den Stoffwechsel und auch die Umweltmedizin berücksichtigt, wissen wir, dass eine Mikronährstofftherapie die normale Funktion wiederherstellen kann. Dazu kommt die Berücksichtigung der Aspekte, die den Körper zuvor krank gemacht haben, vor allem äußere Faktoren wie Schwermetallbelastung, Kontakt mit synthetischen Giften oder biologischen Toxinen (z. B. Schimmelpilzbelastung), Folgen von Impfungen, Elektrosmog und vieles mehr. Darauf wollen wir in den einzelnen Kapiteln eingehen, damit Sie lernen, sich besser davor zu schützen. Das ist ein wichtiger Aspekt des Stressmanagements: äußere Faktoren, die in uns Stress auslösen können, von uns fernzuhalten oder zu reduzieren. Ein weiterer Gesichtspunkt des Stressmanagements betrifft unser Denken. Denn manchmal ist der Stressauslöser nicht der Löwe oder die Schlange oder der Chef – vielmehr bin ich das selber und meine Bewertung einer bestimmten Situation.

Wenn ich an diesem Punkt den Hebel ansetze, geschieht erstaunlicherweise sofort etwas mit mir. Denn alleine dadurch, dass ich proaktiv werde, ich also mein

Die Hypophysen-Nebennieren-Schilddrüsen-Achse (HNS-Achse)

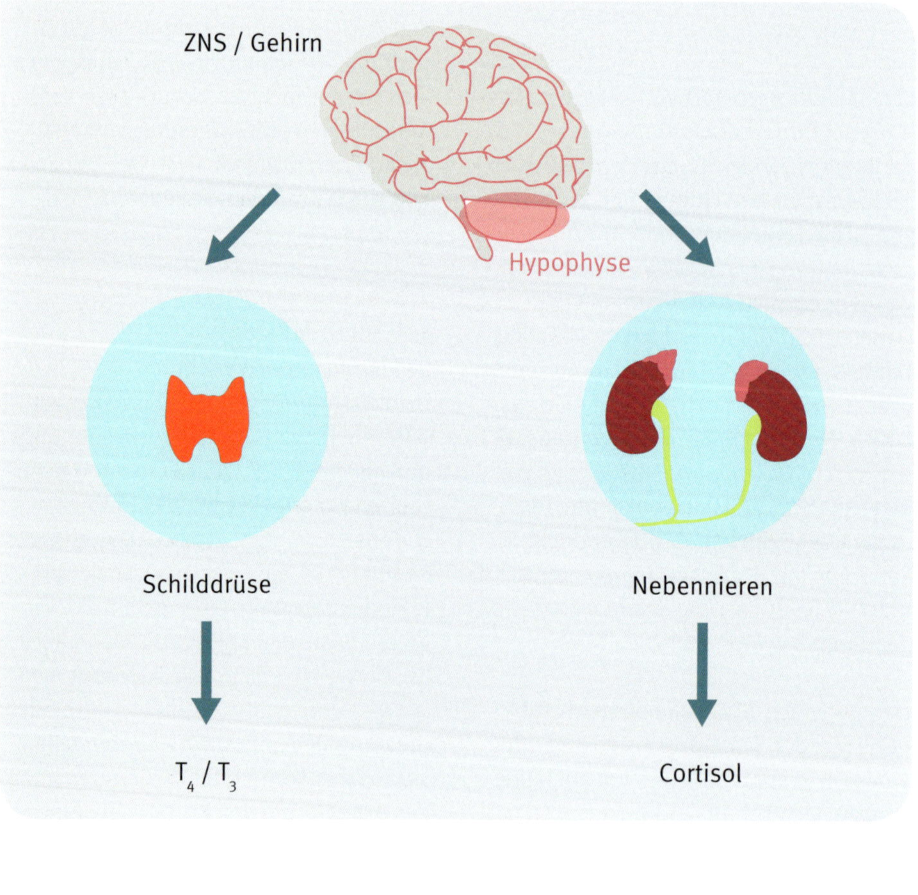

## Welche Laboruntersuchungen sollten Sie durchführen?

Lassen Sie ein sogenanntes Cortisol-Tagesprofil aus dem Speichel erstellen und die Neurotransmitter (Serotonin, Dopamin, Adrenalin, Noradrenalin) aus dem Urin überprüfen (Laboradressen, Seite 154). Diese Tests können Sie selbstständig zuhause durchführen und ins Labor schicken. Lassen Sie durch Ihren Hausarzt die Schilddrüsenhormonwerte bestimmen. Bei Verdacht auf Schilddrüsenunterfunktion trotz normaler Blutwerte können Sie den Tagesumsatz der Schilddrüsenhormone T3 und T4 im 24-Stunden-Urin bestimmen lassen. Diese Spezialanalytik wird jedoch nur im Ausland angeboten (Adresse, Seite 154). Ihr Arzt wird das vielleicht für unsinnig halten. Sie können darüber aber selbst entscheiden und sich direkt an das Labor wenden.
Machen Sie außerdem einen 24-Stunden-Urintest für HPU, die Stoffwechselstörung, von der viele gestresste Menschen betroffen sind.

Denken z. B. überprüfe und nach Möglichkeit verändere, ändert sich fast alles.

### Lösungen suchen und finden

Was also können und sollen wir tun, wenn wir in unserem Hamsterrad gefangen sind und kein Ausweg in Sicht zu sein scheint? Sicherlich nicht den eingeschlagenen Weg zu Ende gehen, sondern nach Alternativen, nach anderen Lösungen suchen. Möglichkeiten jenseits dessen, was bereits bekannt ist. Vielleicht haben Sie intuitiv den Eindruck, dass Sie an dem Stress nicht ganz unbeteiligt sind oder dass Ihr Körper zu schnell an seine Grenzen gelangt. Und Sie fragen sich, welchen Grund es dafür geben könnte. Wir wollen die Ursachen und Hintergründe hierfür in diesem Buch gemeinsam näher betrachten. Ich möchte gerne die Maßnahmen, die mir geholfen haben, und das Wissen über meinen durchaus nicht einzigartigen, aber dennoch besonderen Stoffwechsel an Sie weitergeben und hoffe, dass diese auch Ihnen helfen werden.

# Zwei Selbsttests: Wie stresslabil bin ich?

## Selbsttest 1

| | Ja | Nein |
|---|---|---|
| Ich arbeite nicht gut unter starkem Termindruck | ☐ | ☐ |
| Probleme und Meinungsverschiedenheiten am Arbeitsplatz belasten mich | ☐ | ☐ |
| Mein Tagesrhythmus wechselt häufig | ☐ | ☐ |
| Ich muss oft mehrere Arbeiten gleichzeitig machen | ☐ | ☐ |
| Ich werde oft in meiner Arbeit unterbrochen | ☐ | ☐ |
| Meine Arbeit ist unbefriedigend | ☐ | ☐ |
| Ich habe finanzielle Sorgen | ☐ | ☐ |
| Probleme mit Familie/Partner oder Kollegen belasten mich | ☐ | ☐ |
| Ich habe Angst um meinen Arbeitsplatz | ☐ | ☐ |
| Es ist mir wichtig, was andere von mir denken | ☐ | ☐ |
| Ich kann schwer nein sagen | ☐ | ☐ |
| Ich rege mich leicht auf | ☐ | ☐ |
| Ich mache mir Sorgen um meine Gesundheit | ☐ | ☐ |
| Ich leide unter Beschwerden, die auf chronischen Stress zurückzuführen sind | ☐ | ☐ |

Auf Grundlage des Selbsttests »Stress« der AOK

### Auswertung

Wer sich in dieser Aufzählung wiedererkennt, ist nicht stressresistent! Je stabiler Sie in stressreichen Zeiten sind, desto weniger Punkte haben Sie letztendlich hier angekreuzt. Die Anzahl der Kreuzchen ist also repräsentativ für das Maß an Stresslabilität.

## Selbsttest 2

| | Ja | Nein |
|---|---|---|
| Ich setze klare Prioritäten, wenn mehrere Arbeiten anstehen | ☐ | ☐ |
| Ich sorge, auch wenn ich unter Druck stehe, für Arbeitspausen und Ausgleich nach Feierabend | ☐ | ☐ |
| Ich kann gut abschalten | ☐ | ☐ |
| Ich beherrsche eine Entspannungsmethode und wende diese bei Bedarf an | ☐ | ☐ |
| Ich sorge für ausreichend Schlaf | ☐ | ☐ |
| Ich übe ein Hobby aus, bei dem ich völlig abschalten kann | ☐ | ☐ |
| Ich treibe mindestens zweimal pro Woche Sport | ☐ | ☐ |
| Ich nutze den Urlaub zur Erholung | ☐ | ☐ |
| Ich suche das klärende Gespräch bei Konflikten oder Meinungsverschiedenheiten | ☐ | ☐ |
| Wenn ich Sorgen oder Probleme habe, bespreche ich das mit meinem Partner oder Vertrauten/Freunden | ☐ | ☐ |
| Ich vertrete selbstbewusst meinen Standpunkt in Diskussionen | ☐ | ☐ |
| Ich achte auf meine Gesundheit | ☐ | ☐ |
| Wenn ich krankheitsbedingt nicht belastbar bin, versuche ich mich zu schonen und bitte Verwandte und Freunde um Unterstützung | ☐ | ☐ |

Auf Grundlage des Life-Balance-Checks der AOK

### Auswertung

Wenn Sie dagegen in dieser Liste überwiegend Kreuzchen gesetzt haben, dann können Sie gut mit Stress umgehen, sodass er keine gesundheitliche Belastung für Sie mit sich bringt.

# Wie Stress und HPU sich verstärken

Bei HPU-positiven Menschen kann sich Stress besonders negativ auswirken. Krankheit, Erschöpfung oder Burn-out sind dann häufige Folgen.

## Was ist HPU?

HPU ist die Kurzform für »Hämopyrrollaktamurie«. Es ist eine weit verbreitete Stoffwechselstörung und wird im deutschsprachigen Raum auch als Kryptopyrrolurie (KPU) bezeichnet. Doch Vorsicht: HPU und KPU werden zwar als Synonyme gebraucht, genaugenommen meinen sie biochemisch jedoch nicht dasselbe!

KPU bezeichnet die geschichtlich ältere Form der Störung. Heutzutage steht ein sensitiveres Testverfahren zur Verfügung (HPU-Test®).

Die Stoffwechselstörung ist genetisch bedingt und führt zu einer Entgiftungsschwäche. Betroffen sind in der Regel mehrere Enzyme, die als Katalysatoren des Häm-Biosyntheseweges wirken.

Durch die ineffiziente Arbeit der Enzyme entstehen neben dem Endprodukt Häm auch das sogenannte Hämopyrrollaktam (HPL), eine Verbindung, die neurotoxisch, d. h. nervenschädigend ist und mit Hilfe von Zink und Vitamin $B_6$ zur Ausscheidung gebracht wird (HPL-Komplex). Das bedeutet gleichzeitig, dass der Organismus diese zwei wichtigen Mikronährstoffe in hohen Mengen verbraucht und wieder über den Urin verliert. Zink und aktives Vitamin $B_6$ (P5P) werden wiederum als Kofaktoren nicht nur für zahlreiche Entgiftungsvorgänge, sondern auch für den Häm-Biosyntheseweg selber gebraucht. Zink und P5P verbessern also die Effizienz der Enzyme und damit die Häm-Herstellung und wirken so heilsam für die betroffenen Patienten. HPU ist in großem Maße stressabhängig. Das bedeutet, dass die Enzyme unter Stress in ihrer Leistungsfähigkeit sinken, vermehrt

die ungünstige Variante HPL-Komplex hergestellt wird, wodurch sich die Symptomatik verstärkt.

Vereinfacht ausgedrückt bedeutet HPU:

- Mangel am Endprodukt Häm → Häm ist wichtig für die roten Blutzellen und den Sauerstofftransport im Blut, für die Sauerstoffversorgung der Muskulatur und an vielen Entgiftungsfunktionen beteiligt
- zu viel giftiges Nebenprodukt (HPL-Komplex), das die Nerven belastet und Angst und Unruhe hervorrufen kann
- Verlust von Zink und aktivem Vitamin $B_6$ (P5P), in der Folge durch Zinkmangel → schwaches Immunsystem, Vitamin-$B_6$-Mangel → Probleme mit der Eiweißverdauung und dem Eiweiß- und Entgiftungsstoffwechsel
- extreme Stress-Labilität des Patienten

HPU ist ein genetischer Fingerabdruck, wir kommen also mit einer Veranlagung dazu auf die Welt. Nun muss das aber nicht zwangsläufig heißen, dass es im Leben eines solchen Menschen zu massiven Krankheiten kommt. Das ist auch noch von einigen anderen Faktoren abhängig. Sicherlich muss an erster Stelle der Stresslevel erwähnt werden, z. B. Schicksalsschläge, die zu frühkindlichen Traumatisierungen führen, oder Unfälle, die die Wirbelsäule und damit die HWS schädigen, eine Infektion mit Borrelien oder auch schlicht die Ernährung. Letzteres mag zunächst überraschend klingen, aber unser Leben ist in den vergangenen Jahrzehnten nicht nur schneller und aufreibender geworden, sondern gleichzeitig unsere Nahrung immer ärmer an Mikronährstoffen. Die Auswirkungen sind beachtlich. Denn vor allem die Menschen, die einen erhöhten Bedarf an Mikronährstoffen haben, z. B. die HPUler, sind dadurch, dass sie in der heutigen Zeit leben und nicht vor 100 oder 150 Jahren, benachteiligt. Ihr Stoffwechsel kommt leichter an seine Grenzen, wird ineffizienter und dadurch werden sie schneller krank. Auf seine Ernährung zu achten, ist also gerade für Menschen mit einer Stoffwechselstörung sehr sinnvoll.

## Labor

Die Stoffwechselstörung HPU lässt sich labordiagnostisch nachweisen. Hierzu wird der Urin auf das Vorkommen von HPL-Komplex untersucht. Der HPU-Test

## Mögliche Erkrankungen bei HPU

Zu den Folgen einer unbehandelten HPU zählen Autoimmunerkrankungen wie z. B. Hashimoto-Thyreoiditis, Schilddrüsenerkrankungen, Nebennierenschwäche (Burn-out), Diabetes Typ 2, Herz-Kreislauf-Erkrankungen.

ist geschützt und wird nur in den Niederlanden angeboten (Adresse, Seite 154). Deutsche Labore können den Test nicht durchführen, auch wenn das oft behauptet wird. Warum ein Test auf HPU sinnvoll ist und auf KPU nicht, finden Sie im Buch Stoffwechselstörung HPU (von Ritter und Baumeister-Jesch).

## Symptome

Zu den Symptomen bei einer HPU gehören der allergische Formenkreis, Verdauungsbeschwerden, Medikamenten- und Nahrungsmittelunverträglichkeiten, Herz-Kreislauf-Erkrankungen, Blutzuckerschwankungen, Fruchtbarkeits- und Schwangerschaftsprobleme, leichte Erschöpfbarkeit, Depression, Ängstlichkeit und Konzentrationsstörungen.

Die Symptompalette bei HPU ist breit, das Krankheitsbild nicht einheitlich, jeder Patient zeigt andere Symptome. Dieses uneinheitliche Bild hat in der Medizin nicht gerade zur Akzeptanz dieser Diagnose geführt. Selbst in Fachkreisen ist diese Stoffwechselstörung sehr umstritten. Ich versuche meinen Patienten das so zu erklären: Eine Erkrankung gilt dann als unbestritten, wenn sie zum einen klar beweisbar ist und zum anderen einheitliche Symptome hervorruft – eine klare »Schwarz-Weiß-Situation« sozusagen. Das haben wir bei der HPU aber nicht: Erstens gab es jahrzehntelang ein unsensitives Testverfahren (KPU-Test), das zu Recht angezweifelt wurde oder auch noch wird, zweitens haben die beim HPUler fehlenden Mikronährstoffe Zink und Vitamin $B_6$ im Stoffwechsel zahlreiche verschiedene Aufgaben. Ein Fehlen kann sich also an den unterschiedlichsten Stellen bemerkbar machen. Zink und Vitamin $B_6$ sind jeweils an über hundert enzymatischen Reaktionen im Stoffwechsel beteiligt. Je nachdem, welche zusätzlichen anderen »Baustellen« der Körper hat (z. B. Schwermetallbelastung, Borrelien-Infektion, HWS-Trauma o. Ä.), ist die Ausprägung der Symptomatik eine andere. Der Stoffwechsel ist nun einmal sehr komplex. Für jemanden, der nicht zur HPU-Patientengruppe gehört, wird diese Stoffwechselstörung kaum zu verstehen sein. Denn wer gut funktionierende Mitochondrien (Energiekraftwerke der Zelle) hat, Leistungseinbrüche nicht kennt, weil das wichtige Molekül Häm immer und überall zur Verfügung steht (das entscheidend für Leistungsfähigkeit und Entgiftung ist), kann sich metabolische Krisen kaum vorstellen. Wer aber schon in jungen Jahren mit Energielosigkeit, Antriebslosigkeit und Schwäche konfrontiert war und nicht weiß, wie er sein Leben bis zur Rente überstehen soll, der muss nach Wegen zum Überleben suchen. Wie oft werden HPU-Patienten mit den verschiedensten Folgeerkrankungen und Symptomen als Hypochonder und Simulanten abgestempelt und zum Psychotherapeuten geschickt. Der Leidensdruck dieser Menschen ist groß. Denn bei allen Problemen und Beschwerden, die sie haben, sollen sie nun auch noch »verrückt« sein. Das ist nicht leicht zu verkraften. Dennoch möchte ich darauf hier nicht näher eingehen. Wir wollen ja Wege aufzuzeigen, wie sich der HPUler selber besser helfen kann.

### Ein Beispiel aus der Praxis

Dazu passt die Geschichte einer beeindruckenden Kollegin, die ich auf einem Seminar kennenlernen durfte. Nach einem Vortrag, den ich zum Thema HPU gehalten hatte, kam sie auf mich zu und bedankte sich. Ich hätte ihr gerade ihr ganzes Leben erklärt. Sie war, bevor sie Heilpraktikerin wurde, Arzthelferin gewesen und hatte in jungen Jahren oft unerklärbare, extreme Schwächezustände erlitten (metabolische Krisen). In diesen hatte sie sich dann intuitiv selber Vitamin $B_6$ gespritzt, was ihr als Einziges immer geholfen hatte. Ich fand das bemerkenswert.

Nun hat nicht jeder von uns das Wissen und die Möglichkeit, so zu handeln, um sich selbst zu helfen. Doch viele HPUler haben ihre eigenen Strategien entwickelt, mit derartigen Situationen umzugehen. Viele andere aber bekommen in Krisensituationen Panik, was die Situation nur noch schwieriger macht. Im Extremfall weist sie der in Panik gerufene Notarzt, der aber keine Krankheitshinweise finden kann, schließlich ratlos in die Psychiatrie ein.

## Erschöpfung und Burn-out

Viele Patienten, die zu mir in die Praxis nach Mannheim kommen, fühlen sich grundlos erschöpft. In der Regel haben sie ein oder mehrere Stressereignisse in der Vergangenheit hinter sich, sodass sie sagen können: Damals, als das passierte, fing alles an. Seitdem haben sie sich nie wieder richtig erholt. Sie haben eine Odyssee von Arztbesuchen oder sogar Klinikaufenthalten hinter sich – ohne oder mit nur mäßigem Erfolg. Ein Gefühl von Hoffnungslosigkeit bestimmt ihren Alltag. Die Lebensqualität hat sich drastisch verschlechtert. Die Kraft reicht, um einige Aufgaben im Alltag zu bewältigen, aber für Freunde, Freizeit, Hobby oder Sport ist keine Energie mehr da. Ruhephasen gibt es häufig, doch sind diese nicht erholsam, die Batterien laden sich nicht mehr auf.

### Die Therapie verstehen

Viele von ihnen bringen mehrere DIN-A4-Seiten mit Fragen in die Praxis mit.

Sie haben sich im Vorfeld gut auf den Termin vorbereitet und wollen alles genau verstehen. Es ist ihnen wichtig, dass sie begreifen, warum wir etwas tun, die Therapie also in die eine und nicht in die andere Richtung geht, warum wir genau diese Diagnostik gewählt haben und nicht eine andere oder warum ich genau diese Nahrungsergänzungsmittel verordnet habe und nicht die, deren Werbung sie sich gestern aus der Zeitung ausgeschnitten haben. Nur wenn meine Patienten verstehen, warum wir etwas tun, werden sie es auch zuhause im Alltag umsetzen.

## Typische Charakterzüge

Nun weist der HPU-Patient in der Regel eindeutige Charaktermerkmale auf. Dazu gehört, dass für ihn alles Sinn machen muss und er sich Fakten aufgrund seines schlechten Kurzzeitgedächtnisses nicht gut merken kann, es sei denn, er kann die Fakten miteinander verknüpfen oder an Emotionen koppeln, sodass sich ein besserer Bezug zu der eigenen Person ergibt.

Außerdem ist der HPUler sehr stresslabil. Unter Stress und Druck kann Leistung nicht mehr so gut abgerufen werden. Dabei ist es individuell sehr unterschiedlich, was Stress für den Betroffenen bedeuten kann. In über 50 Prozent der Fälle würde ich sagen, dass der meiste Stress, den ein HPUler hat, selbst gemacht ist. Das läuft nicht bewusst ab, sondern ist aus dem besonderen Stoffwechsel erklärbar.

Das sieht man besonders gut an jungen ADHS-Patienten, die zu einem sehr großen Prozentsatz HPU-positiv sind. Ein schlechtes Kurzzeitgedächtnis und eine kurze Aufmerksamkeitsspanne verursachen den Kindern per se schon Stress. Dazu kommt, dass sie aufgrund ihres Verhaltens überall anecken und Probleme mit Eltern, Lehrern und Mitschülern bekommen. Die Kinder leiden darunter, dass alles für sie harte Arbeit bedeutet, was anderen Kindern spielend zu gelingen scheint. Dazu kommen Minderwertigkeitskomplexe und Versagensängste. ADHS ist nach meiner Erfahrung KEIN Ritalinmangel, sondern erklärbar aus Mikronährstoffmängeln dieser Kinder bzw. aus möglichen Stoffwechselstörungen. Das bedeutet, dass Stress nicht von außen kommen muss, sondern in einem selbst entstehen bzw. verstärkt werden kann.

## Äußere Stressquellen

Der HPU-positive Mensch tut gut daran, sich möglichst von allem, was ihn belasten könnte, soweit es geht, fernzuhalten.

Mögliche Stressoren, die sich auf den HPU-Stoffwechsel negativ auswirken:

- einseitige, mikronährstoffarme Ernährung
- Diäten
- Bewegungsmangel
- Nahrungsmittelunverträglichkeiten (das Essen von Nahrungsmitteln, die unverträglich sind wie z. B. Gluten oder Weizen, Kuhmilchprodukte, Eier, Soja)

- Infektionen (z. B. EBV, Borrelien und Co-Infektionen, Candida)
- Impfungen, Chemikalien, porphyrinogene Stoffe oder Medikamente (also Medikamente oder Substanzen, die eine akute Porphyrie, d. h. eine medizinisch anerkannte Störung des Häm-Stoffwechsels, und damit eine akute Verschlechterung verursachen können. Viele Psychopharmaka zählen dazu, aber z. B. auch das Putzmittel Chlorix)
- Reizüberflutung, Elektrosmog (W-LAN, Handystrahlung, elektromagnetische Felder)

Natürlich können wir im Leben nicht alles kontrollieren. Das sollen wir auch nicht, denn das macht uns im Kopf eng. Aber wir können ein gutes Gesundheitsmanagement für uns entwickeln und dafür einen guten Plan aufstellen, an dem wir uns ausrichten. Das gibt ein gewisses Maß an Sicherheit und hilft uns, gesund zu bleiben oder unsere Gesundheit wiederherzustellen. Was Sie in Bezug auf externe Stressquellen beachten sollten, lesen Sie in den Kapiteln »Stress macht krank – aus vielen Gründen« (Seite 46) und »Fitness für die Zellen« (Seite 72).

## Innere Stressquellen

Hier ist der HPUler Meister. Er kann sich selber unter Druck setzen wie kein Zweiter. Zu den inneren Stressverstärkern oder Stressquellen gehört der innere Dialog, das Denken. Denken ist ein Prozess aus Fragen und Antworten. Versuchen Sie es! Vielleicht denken Sie, das sei nicht richtig. Aber indem Sie das denken, sind Sie zuvor bereits von der Frage ausgegangen, ob diese Behauptung überhaupt richtig sein könne. Dass Sie das verstehen, ist grundlegend wichtig für unsere gemeinsame Arbeit. Wenn Sie verstehen, dass Denken immer ein »Spiel« aus Frage und Antwort ist, dann können wir zusammen etwas erarbeiten. Darauf baut die innere Arbeit des HPU-Guidings auf. Mehr dazu lesen Sie in den Kapiteln »Bei sich selbst ankommen« (Seite 94) und »Ihre Tools« (Seite 108).

Achtung: HPU ist nicht KPU. Deutsche Labore führen nur den unspezifischeren KPU-Test durch. Der Original-HPU-Test®, der um ein Vielfaches sensitiver ist als der KPU-Test, wird nur vom holländischen Labor KEAC durchgeführt.

Kinder und junge Erwachsene bis ca. 30 Jahren können den Morgenurintest machen.

Bei länger bestehenden Beschwerden oder chronischen Erkrankungen machen Sie bitte in jedem Fall den 24-Stunden-Sammelurintest. Sie können den Test selbstständig zuhause durchführen und anschließend ins Labor schicken. Genaue Anweisung zur Durchführung und zum Versand liegen jedem Testset bei (Adresse, Seite 154). Der spezifische Original HPU-Test® kostet ca. 65 Euro.

# Selbsttest: Habe ich HPU?

## Selbsttest 3:

| | Ja | Nein |
|---|---|---|
| Ich habe/hatte Verdauungsprobleme (Sodbrennen, Reizdarm, Blähungen, Durchfall oder Verstopfung) | ☐ | ☐ |
| Ich leide/litt unter morgendlicher Übelkeit | ☐ | ☐ |
| Ich habe Nahrungsmittelunverträglichkeiten | ☐ | ☐ |
| Ich habe Allergien (z. B. Heuschnupfen, Tierhaarallergie, Hausstaub-Allergie) | ☐ | ☐ |
| Ich kenne abnormale Reaktionen auf bestimmte Medikamente (z. B. Antibabypille, Barbiturate) | ☐ | ☐ |
| Ich habe eine Allergie gegen Nickel oder Metalle | ☐ | ☐ |
| Ich habe/hatte depressive Verstimmungen | ☐ | ☐ |
| Ich kenne Verlust- oder Versagensängste | ☐ | ☐ |
| Ich bin perfektionistisch | ☐ | ☐ |
| Ich bin ungeduldig | ☐ | ☐ |
| Farben müssen zusammenpassen bzw. aufeinander abgestimmt sein | ☐ | ☐ |
| Ich habe/hatte trockene Haut, weiße Flecken auf den Fingernägeln | ☐ | ☐ |
| Ich habe/hatte Neurodermitis oder Juckreiz der Haut | ☐ | ☐ |
| Ich leide/litt unter Haarausfall | ☐ | ☐ |
| Ich nehme leicht an Gewicht zu und nur schwer wieder ab | ☐ | ☐ |
| Ich habe/hatte einen niedrigen Blutdruck | ☐ | ☐ |
| Ich muss/musste häufig Wasserlassen | ☐ | ☐ |
| Ich leide häufig unter Schlafstörungen | ☐ | ☐ |

| | Ja | Nein |
|---|---|---|
| Ich habe oft Kopfschmerzen oder Rücken- bzw. Gelenkschmerzen | ☐ | ☐ |
| Ich bin morgens oft sehr steif, habe eine eingeschränkte Beweglichkeit der Gelenke | ☐ | ☐ |
| Ich habe/hatte oft kalte Hände/Füße | ☐ | ☐ |
| Ich bin/war empfindlich gegenüber Sonnenlicht | ☐ | ☐ |
| Bei Sonne trage ich immer eine Sonnenbrille | ☐ | ☐ |
| Früher wurde ich intensiv braun, heute eher gelblich braun | ☐ | ☐ |
| Mein Gesicht bleibt immer von hellerer Farbe | ☐ | ☐ |
| Ich habe Probleme mit Körperbehaarung | ☐ | ☐ |
| Ich fange an zu zittern, mir wird schwindelig, wenn ich Hunger habe/hatte oder eine Mahlzeit auslasse | ☐ | ☐ |
| Ich bin leicht reizbar vor der warmen Mahlzeit | ☐ | ☐ |
| Frauen: ich leide/litt unter Menstruationsproblemen | ☐ | ☐ |
| Meine Periode ist schon mal länger als 8 Wochen ausgeblieben | ☐ | ☐ |
| Vor den Tagen habe ich Heißhungerattacken, geschwollene Brüste, Wassereinlagerungen und bin reizbar | ☐ | ☐ |
| Zur Periode habe ich regelmäßig auch Kreuzschmerzen | ☐ | ☐ |
| Ich habe Probleme mit der Fruchtbarkeit | ☐ | ☐ |
| Ich habe Fehlgeburten erlitten | ☐ | ☐ |
| Ich hatte Schwangerschaftskomplikationen | ☐ | ☐ |

Quelle: KEAC Parkstad

### Auswertung

Für jede positive Antwort gibt es 1 Punkt.

- 25–35 Punkte: HPU liegt mit Sicherheit vor. Führen Sie in jedem Fall einen HPU®-Urintest durch.
- 15–25 Punkte: Eine HPU liegt mit hoher Wahrscheinlichkeit vor. Machen Sie einen Urintest.
- 5–15 Punkte: HPU ist möglich. Klären Sie es durch den HPU-Urintest® ab.
- Unter 5 Punkte: bestimmt keine HPU. Der Urintest ist nicht nötig.

# Gesundheitslösungen

Durch Mikronährstoffe kann der Stoffwechsel bei HPU günstig beeinflusst werden. Damit gewinnen Sie ein hohes Maß an Lebensqualität zurück.

Niemand zwingt uns dazu, mit Stress umgehen zu lernen. Wir können wegschauen, Scheuklappen anlegen, uns Geschichten erzählen, diese glauben und immer wieder den Weg des geringsten Widerstandes wählen. Das ist völlig o. k. Jeder hat die Wahl und das Recht zu wählen!

Wenn ich mir HPU-Patienten in der Praxis anschaue, dann ist das aber oft mit viel Leid verknüpft. Denn wenn wir uns (unbewusst) Geschichten erzählen und diese für real halten, dann haben wir auch die dazugehörigen Gefühle und ich bin der Meinung, dass das die eigentliche Hölle im wahrsten Sinne des Wortes ist. Denn in der Regel sind das ja nicht entspannte oder stressfreie Geschichten, sondern Geschichten, die z. B. mit leidvollen Erinnerungen verknüpft sind. Aus meiner Sicht ist das kein erstrebenswerter Zustand und da Sie dieses Buch lesen, für Sie wohl auch nicht.

## Ihr Weg aus der Krise

Viele Patienten nehmen Psychotherapie in Anspruch und bearbeiten ihre Traumata mit ihrem Therapeuten. Das geht oft über Jahre und Jahrzehnte. Verstehen Sie mich nicht falsch: Die Psychotherapie hat einen ganz wichtigen Stellenwert. Sie ist wertvoll und wichtig, aber meines Erachtens nicht in jedem Fall das richtige Hilfsmittel. Die Psychotherapie hilft Ihnen nur bis zu einem gewissen Punkt weiter, wenn Sie HPU-Patient sind. Ohne Mikronährstoffe gibt es meines Erachtens keine wirkliche Hilfe für den HPUler, denn ohne Mikronährstoffe für eine gut funktionierende Gehirnbiochemie wird dieser immer, oder fast immer, in alte

Muster zurückfallen. Wirksame Psychotherapie ist bei diesen Patienten so kaum möglich. Anders verhält es sich, wenn begleitend zur Psychotherapie eine Mikronährstofftherapie durchgeführt wird. Hier kann der behandelnde Psychotherapeut erleben, wie er den HPUler nicht nur an seine psychischen Konflikte und seine Traumatisierungen heranführt, sondern wie er sie aufarbeitet und dass es möglich ist, eine Transformation im Patienten zu bewirken. Jahrelange psychotherapeutische Arbeit wird mit Hilfe von Spurenelementen und Vitaminen sehr viel effektiver gestaltet.

## Negative Glaubenssätze aufgeben

Für noch sinnvoller und zielführender halte ich allerdings, echte Durchbrüche beim Patienten zu erreichen, heilsame und liebevolle Strukturen aufzubauen. Das bedeutet, dass es zum Auflösen alter Überzeugungen und Glaubenssätze kommt und stattdessen neue und bessere etabliert werden können. Gute Werkzeuge, die sich hierbei als hilfreich erwiesen haben, sind zusätzlich zur Mikronährstofftherapie die Logotherapie und Existenzanalyse sowie das HPU-Guiding. Als weitere Information sei hier auch auf das Interview mit Klaus Steinborn im Kapitel »Stressverstärker erkennen« (Seite 86) hingewiesen.

Bei einem HPU-Patienten reicht es nicht, nur an seinen psychosozialen Konflikten oder seinen Traumatisierungen zu arbeiten.

So ist das oft: Wenn – bildlich gesprochen – die Batterien halb leer sind, erscheinen viele Situationen als Problem. Die gleichen Umstände, die gleiche Situation werden bei »vollen Batterien« völlig anders beurteilt. Wir schaffen also alleine durch unsere innere Biochemie unter Umständen Probleme, wo gar keine sind. Je schwächer Sie sich fühlen, desto größer und unbezwingbarer erscheinen Ihnen Ihre Probleme. Oder umgekehrt: Je fitter Sie körperlich sind, desto weniger beurteilen Sie Situationen als problematisch.

Machen wir Sie also körperlich fit und verhelfen wir Ihnen zu einer geistigen Disziplin! Damit Sie sich auf die wesentlichen Dinge des Lebens konzentrieren können und nicht Uralt-Kamellen wieder und wieder aufwärmen müssen.

Maria, 44 Jahre alt

## Nebennierenschwäche führt zur totalen Erschöpfung

*» Maria kommt zu mir in die Praxis. Sie klagt über Schlafstörungen mit Nachtschweiß als Folge einer nachgewiesenen Borreliose und über totale Erschöpfung. Außerdem habe sie Missempfindungen (Parästhesien). Sie sei seit über einem Jahr krankgeschrieben und nicht mehr fähig zu arbeiten. Sie nehme Psychopharmaka ein, die ihr der Arzt verschrieben habe, weil ihr Zustand psychisch bedingt sei.*

*Wir führen einen HPU-Test durch, der positiv ausfällt, und lassen das Cortisol-Tagesprofil sowie den Neurotransmitterhaushalt überprüfen. Die Nebennieren sind sehr erschöpft. Das Cortisol ist viel zu gering, das Serotonin trotz Serotoninwiederaufnahmehemmer auch, Dopamin ebenso, das Adrenalin-Noradrenalin-Verhältnis ist verschoben.*

*Ich berichte der Patientin von unseren Ergebnissen und dass ihre Schwäche, die chronische Infektion und die Depression durch Unstimmigkeiten im Stoffwechsel erklärbar und nicht vorrangig psychisch bedingt sind.*

*Wir stellen einen Therapieplan auf, der neben dem Ausgleich der Stoffwechselstörung HPU (mit Hilfe von Zink, aktivem Vitamin $B_6$) auch 5HydroxyTryptophan zur Steigerung des Serotoninspiegels umfasst. Wir führen Kontrolluntersuchungen für den Serotoninspiegel durch und können so den Spiegel effizient anheben und die Psychopharmaka langsam ausschleichen. Fröhlicher ist meine Patientin allerdings dadurch noch nicht. Wir geben zeitgleich alles zur Stärkung der Nebennieren, was mir als Heilpraktikerin möglich ist. Sie bekommt einen Organextrakt und wöchentliche Vitamin-C-Hochdosisinfusionen. Nachtschweiß tritt nicht mehr auf, der Schlaf ist besser, die Parästhesien sind verschwunden. Das Energieniveau ist etwas besser, aber noch nicht befriedigend. Ich kontrolliere den Cortisol-Spiegel und muss feststellen, dass die Nebennieren noch nicht anspringen, die Nebennierenerschöpfung der Patientin ist also noch wirksam. Ich rate ihr, sich vom Arzt Hydrocortison verschreiben zu lassen, doch sie winkt ab und erklärt, sie wisse, warum das so sei. Sie habe ein Problem mit ihrer Mutter, das sie bearbeiten müsse und an dem sie schon die ganze Zeit dran sei.*

*Sie lässt nicht mit sich reden. Wir versuchen Adaptogene (stressmildernde und stärkende Kräuter aus der chinesischen Medizin) für die Nebenniere. Da die Patientin einen Anfahrtsweg von mehreren Stunden zu meiner Praxis hat und parallel dazu noch das Problem mit ihrer Mutter lösen will, zieht sich diese Therapie über ein Jahr hin. Als sie dann wiederkommt und ich keine Veränderung feststellen kann (weder beim Energiehaushalt noch bei dem Mutterthema), erkläre ich ihr noch einmal in aller Deutlichkeit, dass Ursache und Auswirkung genau andersherum liegen. Aufgrund der HPU erlebt sie das Problem mit ihrer Mutter überdeutlich und bleibt darin verhaftet, weil ihre Nebennieren nur mit halber Kraft arbeiten. Ursache ist also das Problem der Nebennierenschwäche, als Folge steigert sie sich in ihre Mutter-Problematik hinein. Ich telefoniere mit einer Ärztin am Wohnort der Patientin und diese willigt ein, Hydrocortison zu verschreiben. Ich schlage der Patientin vor, es auszuprobieren mit der Option, wenn es nicht hilft, das Problem mit ihrer Mutter noch einmal neu anzuschauen und zu bearbeiten. Sie ist einverstanden. Vier Wochen später schon bekomme ich eine E-Mail, es gehe ihr besser. Beim nächsten Termin ist die Patientin fröhlich und ausgeglichen. Es gehe ihr tausendfach besser, nicht nur körperlich, sondern auch seelisch. Und das Problem mit Ihrer Mutter?, frage ich. Ist keines mehr. Sie beurteilt das jetzt ganz anders und spürt eine große Erleichterung.* «

## Die Effizienz des Stoffwechsels erhöhen

Der Körper kann sich eines einfachen Tricks bedienen, um unbrauchbare und toxische Abfallprodukte seines ineffizient verlaufenden Stoffwechsels zur Ausscheidung zu bringen. Wir verabschieden uns von Stoffen, die als Zwischenprodukt anfallen und zum Abfall sortiert werden können. Der Stoff, der uns hier besonders interessiert, ist das Hämopyrrollaktam (HPL). Um ihn loswerden zu können, müssen wir ihn so verändern, dass er löslich wird und über Flüssigkeit (Urin) zur Ausscheidung gebracht werden kann. Dazu werden Zink, Vitamin $B_6$ und z. T. auch Mangan an das HPL-Molekül geheftet. Das funktioniert bestens. Leider verlieren wir damit aber große Mengen dieser wunderbaren und für uns so wichtigen Mikronährstoffe, und zwar umso mehr, je mehr Stress wir haben (oder uns machen). Resultat ist die Stoffwechselstörung HPU, die immer einen Verlust von Zink und Vitamin $B_6$ und z. T. auch Mangan über den Urin bedeutet.

Leider lässt sich der Verlust von Zink und Vitamin $B_6$ NICHT über die Zufuhr von

Minimengen dieser Stoffe wieder ausgleichen. Wenn ich, bildlich gesprochen, z. B. einen Eimer Flüssigkeit über den Tag ausscheide, kann ich das nicht mit der Einnahme von einem Schnapsglas Flüssigkeit wieder auffüllen (das entspräche z. B. dem Versuch, die HPU homöopathisch zu behandeln oder sie über die Ernährung oder mit der Einnahme von handelsüblichen Präparaten auszugleichen). Ein HPU-Ausgleich erfolgt mit größeren Gaben der geeigneten Mikronährstoffe. Der HPUler sollte zumindest in Zeiten von Stress 30 mg elementares Zink einnehmen und 50 mg der aktiven Form von Vitamin $B_6$ (Pyrridoxal-5-Phosphat). Das sind Dosierungshöhen bei Nahrungsergänzungsmitteln, die Therapeuten vorbehalten sind. Pro Kapselinhalt sind nur bestimmte Mengen erlaubt, damit man sich mit Mikronährstoffen nicht »vergiften« und wohl auch nicht selber helfen kann.

## Therapeutische Unterstützung nutzen

Für den HPU-Patienten birgt diese Tatsache natürlich eine Schwierigkeit. Seine Angst davor, einen Fehler zu machen, kann auch die Angst vor Überdosierung sein. Gleichzeitig leidet er an den Symptomen und steckt in dem Dilemma, einen Ausweg suchen zu müssen. Deswegen ist es sinnvoll, die HPU-Behandlung in therapeutische Hände zu geben und einen Therapeuten dafür zu bezahlen, sich seinen Kopf über die richtige Dosierung zu zerbrechen. So erkläre ich es meinen Patienten. Es kommt sehr oft vor, dass sie sich Gedanken über genau die Themen machen, für die sie mich engagiert haben. Dafür bezahlen sie mich, machen sich aber dennoch Sorgen, ob das dann auch alles richtig ist. Das ist nicht sehr förderlich für die Therapie, weil sie eine klare Entscheidung und Bewusstheit auf Seiten des Patienten erfordert. Wenn ich meinen Patienten das klarmache, sind sie oft erleichtert. Denn es nimmt etwas von ihrem persönlichen, selbstgemachten Druck.

Doch zurück zu den Mikronährstoffen. Was ist Pyrridoxal-5-Phosphat (kurz P5P)? Als P5P wird eine der aktiven Formen des Vitamins $B_6$ bezeichnet. Was Sie normalerweise beim Discounter oder in der Apotheke kaufen können, sind inaktive Vitamine, die der Körper erst noch aktivieren muss. Von den meisten B-Vitaminen gibt es aktive Formen, die der Stoffwechsel viel leichter für seine biochemischen Prozesse verwenden kann. Warum also den Golf nehmen, wenn der Ferrari nicht teurer ist?

Nicht bei allen Vitaminen sind die aktiven Formen sinnvoll, aber gerade für einen ineffizient verlaufenden Stoffwechsel wie den des HPUlers sind sie sogar notwendig.

Es gibt auf Forschung basierende Meinungen, die sagen, das P5P werde im Darm auseinandergebaut und deswegen sei es unsinnig, die aktive Form oral ein-

### Übersicht über inaktive und aktive Formen der B-Vitamine

| | inaktiv | aktiv |
|---|---|---|
| $B_1$ | Thiamin | Benfothiamin bzw. Thiaminpyrophosphat |
| $B_2$ | Riboflavin | Riboflavin-5-Phosphat |
| $B_3$ | | Niacinamid und Niacin |
| $B_6$ | Pyridoxin | Pyridoxal-5-Phosphat (P5P) |
| Folsäure | Folsäure | Folinsäure oder 5-Methyltetrahydrofolat (5MTFR) |
| $B_{12}$ | Cyanocobalamin | Methylcobalamin, Adenosylcobalamin, Hydroxy-cobalamin |
| $B_5$ | | Ca-Pantothenat oder Pantethin |

zunehmen. Wir erleben in der Praxis das genaue Gegenteil. Die Einnahme von P5P kann Welten bewegen im Vergleich zur Einnahme von inaktivem $B_6$ (Pyrridoxin). Versuchen Sie es einfach selbst!

Mit Zink und P5P (und evtl. Mangan) gleichen wir nicht nur die Mikronährstoffverluste aus, sondern »tunen« unseren Häm-Biosyntheseweg (der Syntheseweg, der vorher zum Teil zur Bildung von Hämopyrrollaktam [HPL] geführt hat) und machen ihn wieder effizienter. Das funktioniert deswegen, weil einige Enzyme, die an der Herstellung von Häm beteiligt sind, P5P z. B. als Cofaktor brauchen. Weniger P5P bedeutet also mehr toxisches HPL, mehr P5P weniger toxisches HPL.

## Therapie der HPU

Die Therapie der Stoffwechselstörung HPU erfolgt mit geeigneten Mikronährstoffpräparaten. Es gibt verschiedene Kombinationspräparate, die Zink und aktives Vitamin $B_6$ (P5P) enthalten. Diese Form des Vitamins wird effizient in den Stoffwechsel eingeschleust, die inaktive nicht!

Ein Kombinationspräparat mit Zink, P5P und etwas Mangan gleicht die HPU gut aus. Das heißt, dass der Stoffwechsel mehr vom normalen Häm produziert und weniger von dem unnützen HPL. Man verschiebt damit die »Achse« in Richtung Gesundheit. Die Dauer der Therapie richtet sich danach, wie lange die Erkrankung schon bestanden hat, beträgt aber mindestens 4 bis 6 Monate. So lange dauert es, bis die HPL-Produktion gegen null geht und alle möglicherweise bereits eingelagerten Komplexe ausgeschieden werden. Dennoch bringt jedes neue Stressereignis das Ganze wieder »zum Blühen« und der Körper beginnt wieder verstärkt mit der HPL-Produktion. Das liegt an den genetischen Voraussetzungen. HPU ist, wie schon gesagt, eine vererbbare Stoffwechselstörung, die in unseren Genen angelegt ist. Damit kommen wir auf die Welt. Die gute Nachricht ist, dass Sie diese Störung (keine Krankheit!) selber mit der Einnahme von Nahrungsergänzungsmitteln, also Vitaminen und Spurenelementen, ausgleichen können.

Neben der Einnahme von Zink, aktivem Vitamin $B_6$ und Mangan (HPU-Ausgleich) rate ich mittags zur zusätzlichen Einnahme eines Komplexes aus allen aktiven B-Vitaminen, da B-Vitamine wie eine Fußballmannschaft zusammenspielen (Zitat von Uwe Gröber) und die alleinige Einnahme von $B_6$ bzw. P5P auf Dauer andere Vitamin-B-Mängel nach sich ziehen kann. Ein kupferfreies, für HPU geeigne-

## Basis-Mikronährstoffe bei HPU (für Erwachsene)

| Welche | Wie viel | Wie oft |
|---|---|---|
| Zink elementar (als Gluconat oder Citrat) | 30 mg | morgens |
| Aktives $B_6$ (P5P) | 50 mg | morgens |
| B-Komplex aktiv | verschiedene | mittags |
| Multi ohne Kupfer (evtl. auch ohne Jod) | verschiedene | abends |

## Weitere Mikronährstoffe, die bei HPU sinnvoll sind

| Was | Wie viel | Wie oft |
|---|---|---|
| $B_1$ aktiv (Benfothiamin) | 100 mg | morgens und abends |
| $B_{12}$ aktiv (z. B. als Methylcobalamin) | mind. 1000 µg | morgens |
| $Q_{10}$ (als Ubichinol) | 100 mg | morgens |
| Kalium (z. B. als Citrat) | bis 600 mg | über den Tag verteilt |
| Magnesium (z. B. als Citrat) | 300 mg | abends |
| Glutathion liposomal | 200–600 mg | irgendwann, aber nüchtern |

tes Multi-Mineralien-Präparat am Abend hilft, die Versorgung mit essenziellen Mikronährstoffen über Nacht zu gewährleisten. Der HPU-Ausgleich (Zink und P5P) findet morgens zum Frühstück statt. Das fördert Aufmerksamkeit und Wachheit und verhilft zu einem guten Start in den Tag. ABER: Solch eine Therapie gehört in die Hände eines erfahrenen Therapeuten. Auch wenn Sie nicht unbedingt einen Arzt oder Heilpraktiker in Ihrer Nähe haben, der sich mit HPU auskennt, gibt es vielleicht doch einen Behandler, der sich mit Mikronährstoffen auskennt.

Eine Liste mit Anbietern von Vitalstoffpräparaten für einen HPU-Ausgleich sowie von Herstellern von Multi-Mineralien-Präparaten finden Sie im Service (Seite 154).

## Warum wir nitrosativen Stress gleich mitbehandeln

HPU-Patienten weisen überdurchschnittlich häufig überstreckbare Gelenke auf. Das Binde- und Stützgewebe ist bei dieser Patientengruppe schwächer ausgebildet. Erfährt nun die Halswirbelsäule (HWS) Traumatisierungen (z. B. bei einem Auffahr- oder Sportunfall), so kommt es relativ leicht zu bleibenden Schäden im Bereich der Wirbelsäule. Der Bandapparat, der die HWS halten soll, wird durch den Stoß ausgeleiert und kann seine Funktion anschließend nicht mehr hundertprozentig erfüllen. Es kommt zu einem sogenannten instabilen Genick. Prof. Bodo Kuklinski hat auf diesem Gebiet bahnbrechende Forschungsarbeit geleistet. Er konnte zeigen, dass HWS-Traumatisierungen, also ein instabiles Genick, zu sogenanntem nitrosativem Stress auf Stoffwechselebene führen können. Diese Form eines biochemischen Stresses kann der Körper mit Hilfe von Vitamin $B_{12}$ entschärfen. Bei einer instabilen HWS wird es in hoher Menge verbraucht. Wir therapieren die Patienten mit HWS-Trauma oral mit mind. 1000 µg Vitamin $B_{12}$ am Tag. Das ist die hundertfache Menge im Vergleich zu den Einnahmeempfehlungen der Deutschen Gesellschaft für Ernährung (DGE) und der Weltgesundheitsorganisation (WHO). Bei einem gesunden Menschen kann Vitamin $B_{12}$ in der Muskulatur gut gespeichert werden. Volle Speicher sollen bis zu 9 Monate vorhalten. Bei Menschen mit HPU und/oder HWS-Traumatisierungen ist das völlig unzutreffend. Der Verbrauch an Vitamin $B_{12}$ ist so hoch, dass selbst volle Speicher nur wenige Wochen halten. Eine zusätzliche Einnahme ist also äußerst wichtig.

Bei Vitamin $B_{12}$ sind die aktiven Formen das Methylcobalamin, das Adenosylcobalamin oder das Hydroxycobalamin. Ich verordne fast ausschließlich das Methylcobalamin. Nur bei Patienten mit Akne weichen wir auf das Adenosylcobalamin aus, bei ADHS- oder autistischen Kindern verordnen wir das Hydroxycobalamin.

### Einnahme bei Gastritis

Patienten mit chronischer Gastritis sollten den $B_{12}$-Spiegel unter Einnahme von $B_{12}$ testen lassen, damit man feststellen kann, ob die orale Aufnahme überhaupt ankommt. Wenn nicht, sollte man sich Cyanocobalamin oder Hydroxycobalamin regelmäßig intramuskulär spritzen lassen. Das Gleiche gilt für Patienten, die Säureblocker einnehmen, da diese Medikamentengruppe zu einem Vitamin-$B_{12}$-Mangel führt, der oral nicht ausgeglichen werden kann.

Was die Einnahme von Säureblockern angeht, so sehe ich das sehr kritisch an, unterstützt sie doch eine Schieflage der Verdauung und provoziert heftige Dysbiosen. Wenn Sie HPU-positiv sind, lassen Sie lieber Weizen weg und ersetzen Sie diesen durch Dinkel oder glutenfreie Produkte und streichen Sie auch die Kuhmilchprodukte von Ihrem Speiseplan. Über 80 Prozent der Patienten haben dann bereits kein Sodbrennen oder keine Refluxprobleme mehr und können oben genannte Präparate, die Säureblocker, absetzen. Ansonsten hilft als natürliches Mittel gegen Sodbrennen Eibischtee.

### Weitere Mikronährstoffe fürs Doping, die Sinn machen

Patienten, die lediglich ihre HPU ausgleichen wollen, empfehlen wir eine »Aronal-Elmex«-Version, d. h. morgens ein Kombipräparat zum Ausgleich der HPU (Zink, P5P, evtl. auch Mangan) und abends ein Multipräparat ohne Kupfer bzw. auch ohne Jod für Patienten mit Schilddrüsenstörungen. Bei hohem Stressaufkommen kann man auch ab und zu mittags einen aktiven B-Komplex einnehmen. Patienten, die bereits Folgeerkrankungen einer unbehandelten HPU aufweisen, also z. B. Störungen im Zuckerstoffwechsel (Über- bzw. Unterzucker), Schilddrüsenstörungen, Probleme mit der Verdauung oder Leistungsschwäche, sollten einen Therapeuten aufsuchen, der sie in ihrer HPU-Therapie und der der Folgeerkrankungen begleitet. Eine Liste mit Therapeuten in Ihrer Region finden Sie auf der Webseite des Labors KEAC oder können diese beim Institut für Biophysiologie per E-Mail erfragen (Kontaktdaten, Seite 154).

## Was ist das Ziel? Flow!

Oft ist es zu wenig, nur zu sagen oder zu wissen, was man nicht will. Überlegen Sie einmal: Ist die Abwesenheit von Krankheit schon Gesundheit? Ist die Abwesenheit von Stress schon Entspannung? Meines Erachtens nicht, aber wir machen uns viel zu wenig Gedanken darüber. Konkret zu wissen, was man will, ist nicht nur wichtig, es ist elementar. Sonst laufe ich Gefahr, im Niemandsland zu landen, und beneide Menschen, die einen geheimnisvollen Kurs zu verfolgen scheinen, als hätten sie einen inneren Kompass. Zu wissen, was man will und was die eigenen Ziele sind, ist sehr machtvoll. Dieses Wissen fällt allerdings nicht einfach vom Himmel, sondern ist Folge innerer Prozesse und oft auch harter Arbeit an sich oder mit sich selbst. Aber was kann in Bezug auf Stress und daraus resultierende Krankheit das Ziel sein? Das ist eine sehr wichtige Frage. Denken Sie darüber nach und schreiben Sie Ihre Antworten auf.

Ziele zu formulieren bedeutet, sie bestmöglich zu beschreiben. »Gesundheit« alleine reicht nicht, es muss konkreter sein. Also beschreiben Sie sie z. B. als individuelle Blutwerte im Normbereich, Abwesenheit bestimmter Schmerzen oder Wiederherstellung bestimmter physiologischer Parameter wie Schlaf, Verdauung, Zyklus. Was wäre die ultimative Beschreibung für einen völlig gesunden Zustand, körperlich wie auch geistig? Für mich ist es der Zustand des »Flow«!

Den Begriff prägte der Glücksforscher Professor Mihály Csíkszentmihályi. Flow »bezeichnet einen Zustand des Glücksgefühls, in den Menschen geraten, wenn sie gänzlich in einer Beschäftigung ›aufgehen‹. Entgegen ersten Erwartungen erreichen wir diesen Zustand nahezu euphorischer Stimmung meistens nicht beim Nichtstun oder im Urlaub, sondern wenn wir uns intensiv der Arbeit oder einer schwierigen Aufgabe widmen« (Quelle: Csíkszentmihályi 2015).

Nun ist es interessant zu sehen, dass Gesundheit und Fitness nur bedingt Voraussetzung für ein Flow-Erlebnis sind. Solche Zustände sind auch möglich, wenn ich körperlich krank bin, ich muss nur völlig in dem aufgehen, was ich tue. Meiner Meinung nach erhöhen allerdings körperliche und geistige Gesundheit und Fitness die Wahrscheinlichkeit, mit der solche Zustände möglich sind bzw. sich auch einstellen können.

Aufgrund seiner oft verspürten körperlichen oder auch geistigen Schwäche, verbunden mit einer gewissen Angstbereitschaft, fängt der HPUler viele Projekte erst gar nicht an, in der irrigen Überzeugung: Wenn ich nichts riskiere, kann ich auch nicht verlieren. Wenn man auf der Couch liegt und fernsieht, werden sich allerdings Flow-Erlebnisse nicht einstellen. Um sie zu erleben, muss ich bereit sein, meine Komfortzone zu verlassen.

## Wo also soll die Reise hingehen?

Für den gestressten HPUler nicht nur raus aus dem Stress, sondern auch rein in ein ausgewogenes Maß an Anspannung und Entspannung, hin zu einem rund laufenden Stoffwechsel, der es ermöglicht, im Hier und Jetzt leistungsbereit zu sein und das eigene Leben mutig anzupacken.

Dazu sollten Sie mit therapeutischer Hilfe Ihren Stoffwechsel »tunen« und mit Hilfe eines HPU-Guides an der Umsetzung Ihrer persönlichen Ziele arbeiten oder mit Hilfe dieses Buches die richtigen Weichen für Ihre Zukunft stellen.

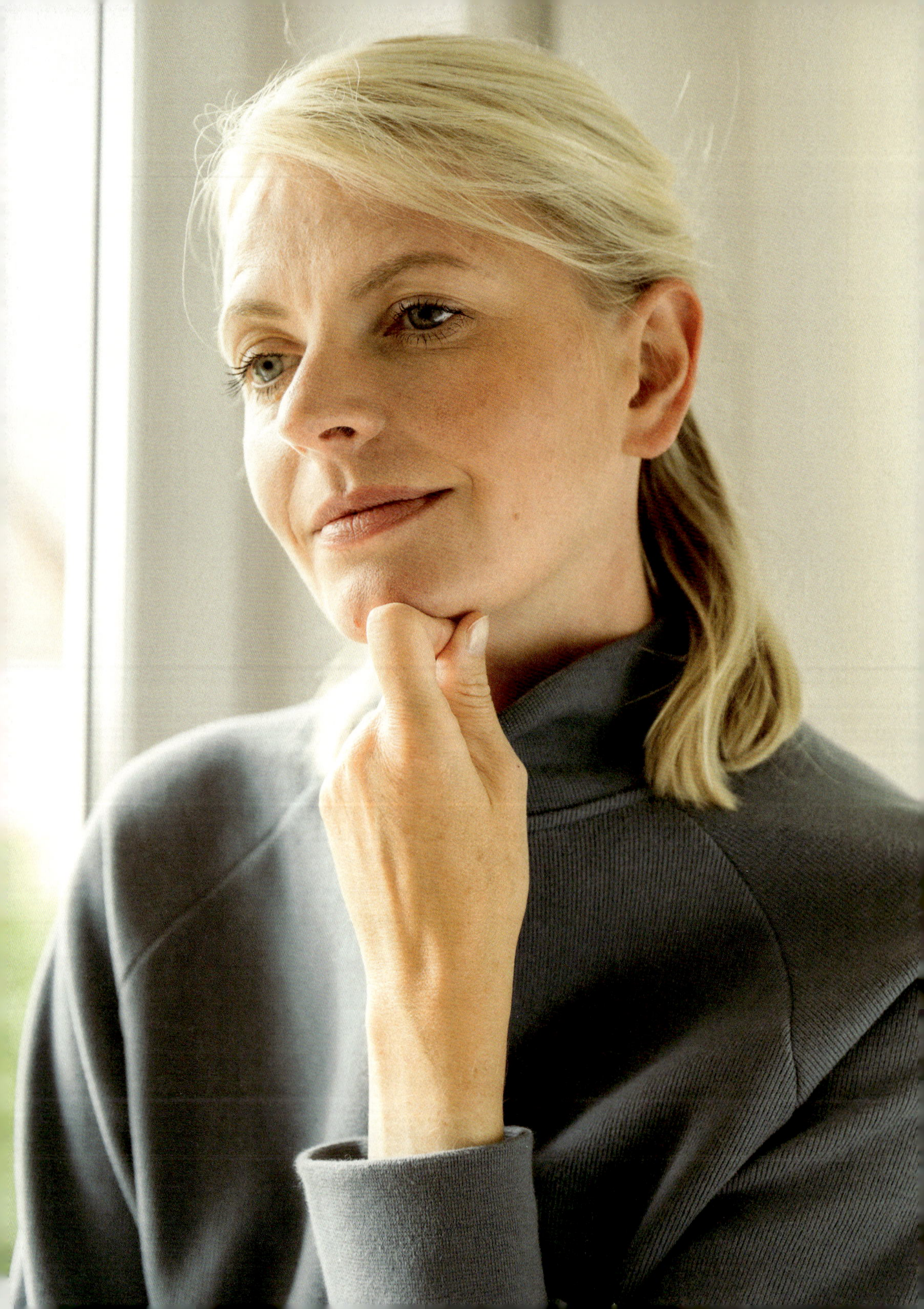

# Den HPU-Stoffwechsel verstehen

Stoffwechselstress durch Hormonmangel, falsche Ernährung oder Autoimmunerkrankung

# Stress macht krank – aus vielen Gründen

Hormone bestimmen ganz wesentlich, ob und wie gut unser Stoffwechsel funktioniert. Ob wir uns kraftvoll oder schlapp fühlen, hat oft nachweislich hormonelle Ursachen.

Es gibt verschiedene Gründe für eine Stressreaktion des Körpers. Wir können Stressfaktoren im Inneren von denen des äußeren Bereichs unterscheiden. Mögliche Stressquellen von innen haben wir schon angesprochen. Sie können aus einem ineffizient arbeitenden Stoffwechsel selbst entstehen, z. B. durch die Überflutung des Organismus mit Hämopyrrollaktam als neurotoxische Substanz, das seinerseits stressabhängig gebildet wird. So verstehen wir leicht, warum der HPUler besonders empfindlich auf Stress reagiert. Der Stress von außen wird noch durch die Entstehung des HPL-Komplexes verschlimmert – es entsteht ein Teufelskreis.

Vereinfacht können wir die Stoffwechselstörung HPU als Entgiftungsschwäche begreifen. Das bedeutet, dass der HPUler bereits mit der Entgiftung seiner eigenen Neurotransmitter und Hormone ausreichend zu tun hat. Kommen nun noch zusätzlich Gifte hinzu, z. B. durch Schwermetalle (Amalgam), durch Erregertoxine (z. B. nach einer Infektion mit Borrelien) oder durch Kontakt mit verschiedensten Giftstoffen (Pestizide etc.), dann wird das ohnehin schon belastete Entgiftungssystem des HPUlers überfordert. Es kommt schneller an seine Grenzen, und das spiegelt sich im Verhalten des Menschen selber, der psychisch und physisch leichter an seine Grenzen kommt.

## HPU und die Schilddrüsen-Nebennieren-Achse

HPU-Patienten erleiden überdurchschnittlich häufig in ihrem Leben Erschöpfungsphasen oder ein Burn-out. Sie sind prädestiniert für Schilddrüsen-

erkrankungen und Nebennierenschwäche. Das liegt an ihrem besonderen Stoffwechsel, dessen Mikronährstoffmängel leicht zu Funktionseinschränkungen dieser Organe führen können.

Schilddrüsen- und Nebennierenhormone sorgen für Leistungsfähigkeit und Kraft. Beide Organe, Schilddrüse und Nebenniere, brauchen einander. Schwächelt eines von beiden, wird das jeweils andere versuchen, den Mangel an Energie auszugleichen, kommt aber dadurch unter Umständen nach einiger Zeit selbst an seine Grenzen. Eine stabile und gut funktionierende Schilddrüsen-Nebennieren-Achse ist wichtig, um voll im Leben stehen zu können. Eine Schilddrüsenunterfunktion beispielsweise verlangsamt den gesamten Stoffwechsel. Betroffene Menschen schleppen sich unter großer Anstrengung durch den Tag, frieren und alles, was sie tun, kostet sie Kraft, selbst die einfachsten Dinge.

Mögliche Symptome bei Nebennierenschwäche:

- Über- oder Untergewicht
- depressive Verstimmung, Ängstlichkeit
- Tendenz zu Unterzuckerzuständen (zittrig)
- niedriger Blutdruck
- Infektanfälligkeit
- »Brain-Fog«/Gehirnnebel, schlechte Konzentrations-oder Merkfähigkeit
- Neigung zum Zittern, wenn man unter Druck gerät
- Sucht nach süßem, salzigem oder fettreichem Essen
- Verdauungsstörungen
- Nervosität, Herzklopfen
- Energiemangel, ernste Erschöpfung
- geringe Libido

Mögliche Symptome bei Schilddrüsenunterfunktion:

- Schwäche, schnelle Ermüdung
- schlechtes Gedächtnis oder schlechte Konzentrationsfähigkeit
- Depression
- unklare Gewichtsänderungen
- Zyklusstörungen, Unfruchtbarkeit
- Einschränkungen der Libido, Potenz
- kalte Extremitäten, kühle trockene Haut
- Wassereinlagerungen
- Haarausfall
- Verstopfung, Verdauungsstörungen
- niedrige Herzfrequenz, niedriger Blutdruck

- Durchblutungsstörungen, Gefühl von »Ameisenlaufen« auf der Haut
- verspannte Muskulatur

Wenn Sie sich darin wiedererkennen, sollten Sie zu einem Arzt oder Heilpraktiker Ihres Vertrauens gehen und das abklären lassen. Blutwerte sind nicht immer hundertprozentig aussagekräftig. Sollten Sie alle Symptome einer Schilddrüsenfunktionsstörung aufweisen und normale Blutwerte haben, so gibt es als weitere Analytik noch die Möglichkeit, einen 24-Stunden-Sammelurin auf die Schilddrüsenhormone T3 und T4 überprüfen zu lassen (Adresse, Seite 154). Hiermit kann auch die sogenannte Konversionsstörung (eine Umwandlungsstörung; betroffene Patienten wandeln das Speicherhormon T4 nur unzureichend in das aktive Hormon T3 um) oder eine sogenannte Gewebehypothyreose oder auch eine Hypophysenschwäche in Bezug auf die Schilddrüse nachgewiesen werden. Manche HPU-Patienten fühlen sich am wohlsten, wenn sie tendenziell in der Schilddrüsenüberfunktion bzw. geringfügig gestresst sind.

Ein Cortisol-Tagesprofil zeigt, wie funktionstüchtig die Nebennieren sind. Mit einer Störung in der Schilddrüsen-Nebennieren-Achse fühlt man sich miserabel. Der Mangel an Energie wird begleitet von dem Gefühl, neben sich zu stehen und nicht denken zu können (Brainfog, deutsch: Gehirnnebel, Dumpfheit od. benebelt sein). Das ist keine gute Voraussetzung, um mehr Leistung von sich selber zu fordern, um sich selbst weiter voranzutreiben.

## Die Falle: Diener-Helfer-Syndrom

Viele HPU-positive Menschen definieren sich darüber, welchen Wert sie für andere Menschen besitzen, sie haben ein sogenanntes Diener-Helfer-Syndrom. Sie stellen ihre eigenen Bedürfnisse zugunsten der Wünsche ihrer Mitmenschen zurück. Solche Patienten hören erst auf ihren Körper, wenn er am Boden liegt und nichts mehr geht. Lassen Sie es nicht so weit kommen! Hören Sie auf die Warnsignale, die Ihnen Ihr Körper schickt, und überprüfen Sie seine Leistungsfähigkeit anhand der hier beschriebenen geeigneten Laborwerte, bevor Sie weitermachen.

Mit einer Störung in der Schilddrüsen-Nebennieren-Achse ist man körperlich schnell am Limit. Wenn schon einfachste Dinge anstrengend sind (wie z. B. Aufstehen und Frühstücken), macht nicht nur das Leben keinen Spaß, sondern alles wird zur Qual. Dann braucht es keinen Termindruck mehr oder von außen vorgegebene Zeitknappheit, es reicht schon, wenn das Telefon klingelt. Kleinigkeiten werden als anstrengend erlebt und als Stress interpretiert. Deshalb ist eine gut funktionierende Schilddrüsen-Nebennieren-Achse eine Grundvorrausetzung für Phasen erholsamer Entspannung und Phasen von Leistungsfähigkeit und Fitness.

## Stress durch Hypercortisolismus

Das Gegenteil einer Schilddrüsenunterfunktion und einer Nebennierenschwäche wäre z.B. ein Hypercortisolismus (zu hohes Cortisol) oder eine Schilddrüsenüberfunktion. Menschen, die daran leiden, fühlen sich gestresst, weil sie es tatsächlich sind. Ihr Stoffwechsel läuft innerlich Marathon oder flieht, bildlich gesprochen, vor einem Raubtier. In einem solchen Zustand kann man nicht entspannt auf dem Sofa sitzen und ebenso wenig locker und gelassen zu Höchstleistungen kommen. Betroffene Patienten reagieren oft mit Angst auf den erhöhten Herzschlag und mit Panik auf die in ihnen vorhandene Unruhe. Auch das bedarf einer ärztlichen Überwachung der Schilddrüse oder einer Harmonisierung der Nebenniere mit Hilfe sogenannter Adaptogene (stressmildernde Pflanzen) durch einen erfahrenen Therapeuten.

Durch den Zinkmangel kommt es bei HPU-Patienten häufig zu Infektionen. Chronische Infektionen verbrauchen viel Eisen, einen Mangel an Ferritin (Speichereisen) finden wir sehr häufig bei Hashimoto-Thyroiditis, einer autoimmunen Entgleisung des Schilddrüsenstoffwechsels. Einen Vitamin-$B_3$-Mangel weisen ebenfalls viele HPU-Patienten auf. Um Vitamin $B_3$ bereitzustellen, ist Vitamin $B_6$ wichtig, Niacinamid ($B_3$) ist seinerseits unerlässlich für den korrekten Zusammenbau der Schilddrüsenhormone. Das sind nur drei Beispiele, wieso es bei HPU-Patienten so häufig zu Störungen im Schilddrüsenstoffwechsel kommen kann.

## Ursachen für Darmprobleme

Schilddrüsenhormone sind essenziell für alle Stoffwechselvorgänge, u.a. auch für die Verdauung. Ein Mangel an Schilddrüsenhormonen bringt immer eine Schieflage der Darmsituation mit sich und fördert die Ausbildung von Nahrungsmittelunverträglichkeiten. Diese wiederum überfordern auf lange Sicht das Immunsystem, was dann zur Nebennierenschwäche führt, da eine Immunreaktion auf Nahrungsbestandteile immer wieder mit Hilfe von Cortisol herunterreguliert werden muss.

## Blutzucker und Insulinausstoß

Doch auch permanente Unterzuckerungszustände können eine Nebennierenschwäche auslösen, weil auch hier immer wieder Cortisol ausgeschüttet werden muss, um den Blutzuckerspiegel einigermaßen stabil zu halten. Menschen mit einer Schilddrüsenunterfunktion greifen unbewusst gerne und häufig zu Kohlenhydraten aufgrund des bestehenden Energiemangels. Zucker bzw. Kohlenhydrate helfen bei der Umwandlung des Speicherhormons T4 in das aktive Schilddrüsenhormon T3 und geben so kurzfristig das Gefühl, mehr Energie zu haben. Der Genuss von Kohlenhydraten führt jedoch zum Ausstoß von Insulin, einem Hormon, das den Zellen signalisiert,

Lena, 8 Jahre alt

## Die Ängstlichkeit des Kindes bessert sich durch Mikronährstoffe

» *Die Mutter macht sich große Sorgen, weil ihre Tochter tagsüber traurig und antriebslos erscheint, abends nur schwer einschlafen kann, Durchschlafprobleme zeigt und mit ihrer Ängstlichkeit und Weinerlichkeit die ganze Familie belastet. Herausforderungen will die Kleine nicht annehmen, hat Angst vor allem Neuen und bekommt Panik, wenn sie alleine in die Schule gehen soll. Es sei sehr schwierig, so die Mutter. Nach positivem HPU-Test beginnen wir langsam und vorsichtig mit der Therapie und geben der Kleinen Zink und aktives Vitamin $B_6$. Bereits nach wenigen Tagen fängt die Situation an, sich zu entspannen. Die Tochter wirkt fröhlicher und ausgeglichener, traut sich selber mehr zu, schläft deutlich besser. Während die Mutter vorher noch Sorge hatte, dass die Tochter eine psychische Auffälligkeit entwickelt, herrscht jetzt Freude über die generelle Entwicklung des Kindes.* «

den Zucker aus dem Blut aufzunehmen. Auf diesen Insulinausstoß folgt dann eine reaktive Phase mit niedrigerem Blutzucker, der für den Körper Stress bedeutet. Unterzuckerungszustände stellen so einen inneren Stressor dar, der dazu führen kann, dass der Betroffene in chronische Krankheit und Schwäche abrutscht. Sie sind also keinesfalls harmlos, sondern behandlungsbedürftig.

Wenn Sie den Eindruck haben, dass Ihre Schilddrüsen-Nebennieren-Achse nicht richtig funktioniert und Sie sich in vielen Symptomen wiedererkennen, möchte ich Sie ermutigen, der Sache konsequent auf den Grund zu gehen und alle therapeutischen Möglichkeiten zu nutzen, die heute zur Verfügung stehen.

### Unbedingt die Schilddrüse untersuchen lassen!

Es kommt nicht selten vor, dass Schilddrüsenpatienten erst nach vielen Jahren der Erschöpfung und Quälerei schulmedizinisch richtig diagnostiziert und erst dann adäquat therapiert werden. Was für »vergeudete« Jahre! Ich sage das deshalb so deutlich, weil ich den Gedanken schmerzhaft finde, dass ein Mensch so jenseits seiner Möglichkeiten sein Leben verbringen sollte. Wir alle haben eine Bestimmung, eine Berufung, etwas, das nur jeder Einzelne selber leben und erfüllen kann. Mit einer Schilddrüsenfehlfunktion oder einer Nebennierenschwäche ist das kaum möglich. Dann ähnelt das Leben der Betroffenen vielmehr einem Überleben.

Der Grund dafür, dass diese Patientengruppe oft eine jahrelange Odyssee hinter sich hat, bis die richtige Diagnose gestellt wird, liegt daran, dass die Blutwerte allein häufig zur Diagnosestellung nicht ausreichen und die Referenzwerte zu weit gefasst sind. Seit einigen Jahren gibt es diesbezüglich zum Glück bereits Anpassungen.

## Erholsamer Schlaf ist wichtig

Beschwerden in diesem Bereich gehören immer in die Hand eines erfahrenen Therapeuten. Darüber hinaus sollten betroffene Patienten darauf achten, dass sie die Therapie unterstützen, indem sie frühzeitig schlafen gehen. Der Schlaf vor Mitternacht ist der eigentlich erholsame Schlaf, der uns erfrischt. Wenn Sie zu den Menschen gehören, die erst nach Mitternacht ins Bett finden und vorher nicht einschlafen können, dann sollten Sie versuchen, Ihre innere Uhr langsam umzustellen. Gehen Sie jeden Tag 5 bis 10 Minuten früher ins Bett und stehen Sie immer zur gleichen Zeit auf. Das mag am Anfang schwierig und auch kräftezehrend sein, doch man kann den versäumten Schlaf nicht nachholen, indem man bis mittags schläft. Dieser Prozess sollte mehrere Wochen dauern, bis man etwa um 22 Uhr im Bett liegt und morgens gut aus dem Bett kommt.

Moderate Bewegung tut gut. Überfordern Sie sich nicht, aber unterfordern Sie sich auch nicht. Bewegen Sie sich jeden Tag an der frischen Luft. Gehen Sie raus in die Natur, machen Sie das zu einem Ritual. Der Wald, die Wiesen, die Felder beruhigen, geben Kraft und verbinden uns wieder mit der Erde.

## Adaptogene können helfen

In der Behandlung gestresster Nebennieren kommen verschiedene sogenannte Adaptogene, d. h. stressmildernde Pflanzen, zum Einsatz. Anhand eines Cortisol-Tagesprofils lassen sich drei verschiedene Stresstypen oder Stadien unterscheiden. Bei einem generell zu hohen Cortisolwert hat sich morgens Melisse sehr bewährt. Dazu sollte der betroffene Patient darauf achten, seine Nebennieren nicht noch weiter mit Kaffee oder schwarzem Tee etc. »anzutreiben«. Eine gute Einschlafhilfe für gestresste Nebennieren ist die Passionsblume.

Bei einem unphysiologischen Tagesverlauf, also z. B. niedrigem Cortisol morgens und erhöhtem Cortisol abends, hilft die Einnahme von Radhiola (Rosenwurz).

Bei gänzlich erschöpften Nebennieren, was im Cortisoltagesprofil an generell zu niedrigen Cortisolwerten erkennbar ist, helfen in der Regel Organextrakte der Nebennieren, morgens eingenommen, sehr gut oder auch Ginseng.

Frank, 38 Jahre alt

### Offizielle Diagnose: Depressive Episode

*Frank nimmt zur Behandlung der diagnostizierten depressiven Episode Citalopram, einen selektiven Serotoninwiederaufnahmehemmer, ein. Er kommt in meine Praxis und klagt über eine starke Gewichtszunahme. Er habe den Wunsch abzunehmen, ansonsten gehe es ihm gut. Die Frage, ob die Gewichtszunahme eine Nebenwirkung des Medikamentes sei, bejaht er. »Das könne zeitlich hinkommen«, meint er. Wir schauen uns also die Neurotransmitter im Labor an und finden Serotoninwerte im unteren Referenzbereich unter Einnahme des Wiederaufnahmehemmers. Ohne Medikament können wir davon ausgehen, dass der Wert zu niedrig ist und für seine psychischen Auffälligkeiten verantwortlich war. Ein positiver HPU-Test zeigt die Ursache und den Zusammenhang auf. Hinzu kommen ein generell niedriger Histaminspiegel, gemessen im Vollblut, und eine massive Dysbiose (Fehlgärungen im Darm).*

*Wir beginnen sanft und langsam mit der HPU-Therapie, radieren unerwünschte Bakterien im Darm mit Hilfe von natürlichen Antibiotika aus (Oregano-Öl) und bauen die gute Flora gleichzeitig wieder auf. Der Serotoninwert im Urin wird noch einige Male kontrolliert, bevor Frank zusammen mit seinem Neurologen das Citalopram ganz langsam über viele Wochen und Monate ausschleichen kann.*

*Anmerkung: Dieses Fallbeispiel soll zeigen, was möglich ist. Es bedarf in einem solchen Fall IMMER der fachkundigen Begleitung durch einen Therapeuten!*

## HPU und Neurotransmitter

Als Neurotransmitter werden Botenstoffe im Gehirn bezeichnet, mit denen Aufmerksamkeit, Konzentration, Impuls und Antrieb gesteuert werden. Tyrosin und Tryptophan sind Ausgangssubstanzen für ihre Herstellung. Als weitere Faktoren für einen reibungslosen Stoffwechsel im Gehirn sind u. a. das aktive Vitamin $B_6$ (kurz P5P), Magnesium, Zink und Mangan nötig. Dass ein kombinierter Zink- und Vitamin-$B_6$-Mangel (HPU) sich negativ auf die Psyche auswirken kann, ist also nachvollziehbar.

Viele Patienten leiden an depressiven Verstimmungen, Schlafstörungen, Angst-

und Panikattacken. Alleine die HPU-Therapie kann hier zuweilen wahre Wunder bewirken.

## HPU und Sexualhormone

Auch Sexualhormone beeinflussen unser Verhalten in der Welt und gegenüber unserer Umwelt. Einfachstes Beispiel ist der weibliche Zyklus. Viele Frauen kennen ein Unwohlsein vor der Periode bis hin zu Reizbarkeit oder Zornesausbrüchen oder Weinerlichkeit. Da kann es schon mal geschehen, dass aus einer Mücke ein riesengroßer Elefant wird, und nach einigen Tagen kann man nicht mehr verstehen, warum das so war. Die Stoffwechselstörung HPU hat durch den kombinierten Zink- und Vitamin-$B_6$-Mangel ebenfalls Einfluss auf diesem Gebiet. So kommt es bei HPU überdurchschnittlich häufig zu Zyklusstörungen (verlängert oder verkürzt), Zysten an den Eierstöcken, Unfruchtbarkeit, Myomen oder auch Schwangerschaftskomplikationen oder einfach zum prämenstruellen Syndrom. Bei Männern lässt sich als bekanntes Zinkmangelsyndrom die Prostatahyperplasie, also die gutartige Vergrößerung der Prostata, nennen. Zink und Vitamin $B_6$ sind neben anderen Cofaktoren essenziell für die Herstellung von Progesteron, Testosteron und Östradiol, d. h. der weiblichen und männlichen Hormone.

Die HPU-Therapie (Zink und aktives $B_6$, P5P) hat einen positiven Einfluss auf die Sexualhormone und damit auf unser Verhalten.

Ariane, 35 Jahre alt

### Der Kinderwunsch ist seit Langem unerfüllt

» *Verdacht auf polyzystisches Ovarialsyndrom (PCO), Kinderwunsch. Ariane kommt in meine Praxis, weil sie gerne schwanger werden möchte. Bislang hat nichts geholfen. Die Ärzte wollen ihr ein Antidiabetikum verschreiben und die Eierstöcke stimulieren. Sie fragt nach Alternativen. Gleichzeitig beschreibt sie sich als oft schlecht gelaunt und antriebslos. Nach positivem HPU-Test und HPU-Ausgleich untersuchen wir noch die Schilddrüse und finden eine leichte Unterfunktion. Diese wird nun von ärztlicher Seite mitbehandelt und der verlängerte Zyklus normalisiert sich, Eisprünge finden statt! – Beste Voraussetzungen für eine Familiengründung. Ariane ist fröhlicher, entspannter und stellt fest, dass sie die vor ihr liegenden Aufgaben nicht mehr vor sich herschiebt, sondern anpackt.* «

Hormonspiegel können zu bestimmten Zeitpunkten im Leben dramatisch ansteigen oder abfallen. Denken Sie an den Eintritt in die Pubertät, das Absetzen der Pille, das Einnehmen der »Pille danach«, die Geburt eines Kindes oder den Eintritt in die Wechseljahre. Solche hormonellen Schwankungen sind für den Körper nicht einfach, sondern bedeuten Stress für den gesamten Stoffwechsel. Stress wiederum triggert die HPU. So ist es nicht verwunderlich, dass die genannten Zeitfenster oft auch die Zeiten sind, in denen es zur Ausbildung und Manifestation von Krankheiten kommt.

Bei Eintritt in die Pubertät und beim Beginn einer Schwangerschaft reicht der HPU-Ausgleich in der Regel aus. Das »Hoch« ist nicht so schwierig für den Stoffwechsel wie das »Runter«. Nach einer Geburt sollte die Mutter immer gut mit allen Mikronährstoffen versorgt sein. Frau Dr. Baumeister-Jesch und ich erhalten positive Rückmeldungen von Hebammen, die unsere Kurse besucht haben und »ihre« Mütter mit der HPU-Therapie unterstützen und in der Folge Vereinfachungen und Erleichterungen bei ihnen sehen: Wochenbettdepression, Schilddrüsenprobleme, Probleme mit der Milchbildung – das ist für sie dann kein Thema mehr.

Diese Hebammen leisten Pionierarbeit und übernehmen Verantwortung. Denn wissenschaftliche Arbeiten zu diesem Thema gibt es noch nicht, weil noch niemand in dieser Richtung wirklich geforscht hat.

## Hormone im Alter

Nachlassende Hormonspiegel beim Älterwerden können mit bioidentischen Hormonen ausgeglichen werden. Vielen älteren Patientinnen mit Schilddrüsenstörungen bzw. Hashimoto tut die Supplementierung von Progesteron in der zweiten Zyklushälfte sehr gut und stabilisiert das gesamte System. Wechseljahresbeschwerden müssen auch nicht sein. Hier lässt sich mit der Rimkus-Therapie oder bioidentischen Hormonen viel Gutes erreichen, ohne dass man zur konventionellen Hormonersatztherapie greifen muss, die im Verdacht steht, möglicherweise ein Krebswachstum zu fördern.

Hormone geben Lebensqualität, aber es sollten bioidentische Hormone sein, die aus Pflanzen hergestellt werden, die Phytohormone enthalten (z. B. Soja, Rotklee, Yams). Sie sind in ihrer Wirkungsweise unseren körpereigenen Hormonen sehr viel ähnlicher als synthetisch hergestellte.

An eine Kontrolle der Sexualhormone sollte außerdem bei Patienten gedacht werden, die massive Verdauungsprobleme oder Darmprobleme haben. Kaum noch Nahrungsmittel zu vertragen und nur sehr eingeschränkt essen zu können, hat Auswirkungen auf unser Neurotransmittersystem und auf unsere Hormone.

Was zuerst da war und was danach kam, vermag ich nicht zu sagen. Vermutlich entsteht zuerst die Dysbiose, doch auch das Gegenteil ist möglich. Die Verdauung ist abhängig von der Anwesenheit der Hormone, nicht nur der Schilddrüsenhormone, denen hier eine entscheidende Rolle zu kommt. Auch Östrogene oder Progesteron nehmen Einfluss. Die Dysbiose zu behandeln ist Grundvoraussetzung für die Heilung. Leichter und auch schneller kann es jedoch gehen, wenn nachgewiesene Hormonmängel mit bioidentischen Hormonen ausgeglichen werden. Eine Hormontherapie ist in jedem Fall Sache eines fachkundigen Arztes. Suchen Sie in solch einem Fall nach Ärzten, die mit bioidentischen Hormonen arbeiten.

Adressen von Apotheken, in denen Sie bioidentische Hormoncremes oder Kapseln gegen ärztliches Rezept bekommen, finden Sie im Service (Seite 154).

## Richtige Ernährung ist individuell

Um auf unsere Ernährung zu achten, brauchen wir vor allem den gesunden Menschenverstand. Jede Lobby will uns glauben machen, dass es ihr Produkt sei, das uns gesund mache und also für uns unverzichtbar sei. Ich staunte eines Tages nicht schlecht, als ich den Hinweis im Radio hörte, Brot sei sehr gesund, es enthalte jede Menge B-Vitamine und man solle, um den täglichen Bedarf zu decken, sechs Scheiben Brot am Tag essen. Nun, eine solche Kohlenhydratlast verbraucht sehr, sehr viele B-Vitamine, damit die Kohlenhydrate überhaupt in Energie überführt werden können. Bei Mangel an B-Vitaminen kommt es zur Gärung und damit Übersäuerung des Stoffwechsels mit fatalen Folgen. Die Menge an B-Vitaminen in Getreiden ist verschwindend gering und reicht nicht aus, um die jeweilige Menge an Kohlenhydraten überhaupt richtig zu verstoffwechseln.

Es gibt eine Menge solcher Ernährungslügen in unserer Gesellschaft, wie z. B.: Kohlenhydrate machen schlank, Fette machen dick oder Eier haben zu viel Cholesterin. Am besten man kauft nichts, wofür Werbung gemacht wird.

### Was ist gesunde Ernährung

Wenn ich meine Patienten in der Praxis frage, wie sie sich ernähren, höre ich fast immer nur die Antwort: gesund. Frage ich genauer nach, erfahre ich, dass damit vielleicht ein Müsli mit Milch am Morgen, ein Döner zu Mittag und am Abend ein Wurstbrot gemeint ist. Gesunde Ernährung sieht anders aus! Viele andere Patienten gehen davon aus, dass sie sich gesund ernähren, wenn sie mittags und abends Salat essen und die Küche ansonsten kalt bleibt. Zum Salat essen sie Thunfisch oder Meeresfrüchte oder Hühnchen, und das heißt: bis zu fünfmal die Woche Fisch. Dass die Deutsche Gesellschaft für Ernährung Schwangeren und Stillenden empfiehlt, maximal zweimal die Woche Seefisch zu essen wegen der großen Schwermetallbelastung, wissen sie nicht. Wir haben in der heutigen Zeit große Probleme, die richtige Ernährung für uns zu finden. Was in unserer Gesellschaft als normal gilt, muss nicht auch gesund für uns sein – für HPUler ist es auf keinen Fall gesund. Das liegt zum Teil aber auch daran, dass heute kaum noch Vitalstoffe in unseren Lebensmitteln enthalten sind. Die Böden sind durch einseitige Bewirtschaftung ausgelaugt und enthalten viel weniger Spurenelemente als früher. Studien zeigen, dass (vereinfacht ausgedrückt) im Gemüse z. B. bis zu fünfmal weniger Zink enthalten ist als Mitte des vergangenen Jahrhunderts.

Früher galt der Spruch: »An apple a day keeps the doctor away«, heute lernen wir in den Medien, dass wir am besten fünfmal am Tag Gemüse und Obstmahlzeiten zu uns nehmen sollen. Ich frage mich, wer das kann. Ich kenne nur wenige Menschen, die das praktizieren. Diese wenigen sind allerdings ausgesprochen gesund und fit. Dr. Joachim Mutter wäre so ein Beispiel. Sein Buch »Grün essen« beschreibt eine solche Küche. Doch viele meiner Patienten sind damit völlig überfordert. Nicht nur, weil sie den großen Wunsch in sich tragen, »normal« zu sein (ob das erstrebenswert ist, klären wir später), sondern auch, weil ihr in der Regel geschädigter Darm diese Art von Ernährung nicht verträgt und sie niemand durch den Dschungel eines guten HPU-Darmaufbaus führt. Die Werbung bietet uns hingegen die Lösung an: Smoothies aus der Kühltheke.

## Haben Sie das Dilemma erkannt?

Uns stehen fünfmal weniger Vitamine, Mineralien und Spurenelemente in Obst und Gemüse, also fünfmal weniger Vitalstoffe aus der Nahrung, zur Verfügung, aber gleichzeitig haben wir einen erhöhten Bedarf an Mikronährstoffen zur Entgiftung der Pestizide und Schwermetalle aus der Umwelt. Das gilt für alle Menschen. Für HPUler gilt zusätzlich die Besonderheit, dass Zink und Vitamin $B_6$ in hohen Mengen über den Urin verloren gehen, auch hier also ein erhöhter Bedarf vorhanden ist. Dazu kommt, dass Umweltbelastungen in den letzten 150 Jahren von Generation zu Generation zugenommen haben (z. B. wird das Quecksilber aus mütterlichem Amalgam auf die nächste Generation vererbt). Gesundheitliche Probleme oder Krankheiten treten immer früher auf. Heute haben wir die ADHS-Problematik bei Kindern und Jugendliche mit Altersdiabetes oder Schlaganfällen. Bildlich gesprochen geht die Schere immer weiter auseinander zwischen dem, was wir an Vitalstoffen zur Entgiftung brauchen, und dem, was an Vitalstoffen in unserer Ernährung vorhanden ist. Es wird uns zwar suggeriert, dass wir keine Supplemente bräuchten, dabei verhungern wir vor vollen Tellern.

Das gilt zumindest für den HPU-Stoffwechsel.

Doch das muss nicht sein. Wenn ich den Mechanismus im Hintergrund verstehe, kann ich meine Ernährung ändern, kann sie optimieren und besser für mich sorgen. Mein Körper wird es mir danken, mit Leistungsfähigkeit und Gesundheit.

## Wie sieht eine gute Ernährung im Sinne der HPU aus?

Das ist individuell unterschiedlich: Nehmen Sie sich das, was Sie z. B. aus der Logi-Kost (Logi = Low glycemic and Insulinemic) gut umsetzen können, denn Kohlenhydrate machen fett, nicht Fett. Gute essenzielle Fettsäuren schenken Leben und Zellgesundheit. Jede einzelne Körperzelle ist von einer Lipiddoppelschicht umgehen. Jede einzelne Zelle besteht zunächst aus Fett. Ranzige Fette oder Transfettsäuren (aus Hamburgern, Dönern, Pommes etc.) verhärten diese Lipiddoppelschicht, machen sie starr und behindern den Stoffaustausch. Gute Fette (z. B. ungesättigte Fettsäuren im Olivenöl) machen die Zellmembran fluid, d. h. beweglich, und erleichtern das »Rein und Raus«.

> *» Biege dich und du brichst nicht. «*
> *Lao-Tse*

Essen Sie frisches Olivenöl, Leinöl, Kokosöl ... es sei denn, Sie sind allergisch dagegen. Diese Einschränkung gilt immer. Wenn Sie allergisch oder mit Unverträglichkeit auf etwas reagieren, spielt es keine Rolle, wie gesund das Lebensmittel ist. Für Sie persönlich ist es das nicht! Also lassen Sie es weg. Das ist eine sehr einfache Regel. Beherzigen Sie sie!

Essen Sie keinen Weizen. Ich empfehle Ihnen die Lektüre der Bücher »Dumm wie Brot« und die »Weizenwampe«. Falls Sie Dinkel vertragen, wählen Sie diesen. Falls nicht: Essen Sie glutenfrei. Achten Sie darauf, dass Sie möglichst Kohlehydrate mit niedrigem glykämischem Index essen (z. B. Quinoa, schwarzer Reis, roter Reis, Süßkartoffeln). Mais, weißer Reis und Kartoffeln führen zu einem schnellen Blutzuckeranstieg und einem starken Insulinausstoß. Versuchen Sie, Ihre Ernährung allmählich dahingehend umzustellen, dass der Blutzucker nach einer Mahlzeit langsam ansteigt und weniger Insulin zum Senken benötigt wird.

Studien konnten zeigen, dass eine Ernährung, die die Bauchspeicheldrüse in diesem Sinne nicht stresst, bei der also wenig bis gar kein Insulin produziert werden muss, das Älterwerden deutlich hinauszögert. Sie wollen ein Rezept für jugendliches Aussehen oder »ewiges Leben haben? Ganz einfach: Essen Sie keine Kohlenhydrate.

## Kohlenhydrate bei HPU

Leider ist das für HPUler fast nicht möglich. Die wenigsten können sich so ernähren. Warum? Wir brauchen Kohlenhydrate, um das aktive Schilddrüsenhormon T3 herzustellen. Schilddrüsenhormone sind der Motor unseres Stoffwechsels. Viele HPUler haben Schilddrüsenprobleme, erkannt oder unerkannt. Eine Ernährung mit möglichst niedrigem glykämischem Index und einer Reduktion von Kohlehydraten hat sich hingegen bewährt. Probieren Sie es. Eine weitere Regel: Ihr Körper hat immer Recht. Wenn Ihr Kopf oder Ihr Therapeut Ihnen besondere Ernährungsvorschläge erteilt, es Ihnen damit aber schlechter geht, werfen Sie sie über Bord und versuchen Sie es anders.

Kollegen, die mich auf einem Seminar kinesiologisch testeten, meinten, ich würde keinen Weizen und keine Kuhmilchprodukte vertragen. Zunächst glaubte ich ihnen kein Wort. Irgendwann aber probierte ich es aus und aß Dinkel statt Weizen und Schaf- und Ziegenmilchprodukte statt konventioneller Kuhmilchprodukte. Und es ging mir tatsächlich besser. Das fand ich erstaunlich, und zwar so erstaunlich, dass ich es genauer wissen wollte. Ich veranlasste Laboruntersuchungen. Dann fuhr ich zum nächsten Seminar. Dem Wirt des Bauernhofes, auf dem ich nächtigte, sagte ich, dass ich keinen Weizen und keine Kuhmilchprodukte vertrüge. Er versprach mir, darauf zu achten. Ich blieb eine Woche und der Wirt zauberte mir ein Frühstück, wie man es sich im schönsten Spa-Tempel wünscht: viel frisches Obst und Gemüse, mit viel Liebe und Herz angerichtet, dazu Kartoffelbrötchen und jeden Tag ein Ei. Es schmeckte herrlich, doch ging es mir jeden Tag schlechter. Mein Elan und meine Kraft schwanden und am Ende der Woche stellte ich sorgenvoll fest, dass ein Seminar mit Traumreisen und Entspannung für mich offensichtlich nicht das Richtige war und ich eher meine Arbeit brauchte, um mich gut zu fühlen. Zuhause staunte ich dann, als die Befunde vom Labor kamen und Eier und Mais zu meinen größten Allergenen zählten. Kartoffelbrötchen oder glutenfreie Backwaren gingen dementsprechend auch nicht, da in den meisten Maismehl enthalten ist. Da lag also die Ursache für meine Schlappheit, doch ich hatte meine verminderte Leistungsfähigkeit in die Psycho-Ecke geschoben. Das war eine wichtige Lernerfahrung.

## Nahrungsmittelunverträglichkeiten erkennen

Eines meiner weiteren Allergene ist Leinöl. Es mag noch so gesund sein, für mich ist es das nicht! Doch wie finde ich heraus, ob und welche Nahrungsmittelunverträglichkeiten ich habe? Verschiedene deutsche oder europäische Labore (Adressen, Seite 154) führen sogenannte IgG-Testungen (IgG = Immunglobulin G) durch. IgGs sind eine bestimmte Antikörper-Klasse, die für Allergiereaktionen des Spättyps bekannt sind. Eine Reaktion auf das Allergen erfolgt in der Regel innerhalb von 72 Stunden. Das sind drei Tage. Wissen Sie noch, was Sie vor-

vorgestern gegessen haben? Das zu erinnern ist schwierig. Deswegen kann man die Reaktionen in der Regel nicht mehr einem bestimmten Lebensmittel zuordnen, geschweige denn Reaktionen auf einzelne Nahrungsmittel auseinanderhalten. Die Tests sind aufwendig und deswegen auch teuer. Aber es gibt Vortestungen, die erst einmal ein Ja oder Nein anzeigen, die preiswert sind, sodass man sieht, ob sich solch eine teure Untersuchung lohnt. Das ist im Übrigen auch ein schönes Geschenk, wenn Sie der Meinung sind, dass Sie das Geld für den großen Test nicht aufbringen können. Die meisten privaten Kassen bezahlen diese Untersuchungen. Der Nutzen für die Betroffenen ist immens. Lassen Sie sich nicht von Ihrem Arzt erzählen, dass das nur Geldmacherei sei und es keine IgG-vermittelten Unverträglichkeiten gebe. Offenbar kennt er sich nicht aus. Einfache Prick-Tests (Allergie-Hauttests) sind IgE-vermittelt (IgE = Immunglobulin E). IgE-Antikörper sind für die klassische allergische Reaktion verantwortlich und funktionieren nach dem Alles-oder-nichts-Prinzip. Es handelt sich hier um Allergien des Sofort-Typs. Diese sind in der Schulmedizin bekannt als Testung auf der Haut und auch im Blut. Wenn Sie solche Allergien haben, ist das

Herr D., 35 Jahre alt

## Eine Ernährungsumstellung und Yoga helfen

›› *Er ist wegen eines chronischen Schmerzsyndroms (Rückenschmerzen und Fibromyalgie) als arbeitsunfähig eingestuft und wird wegen Depressionen in Psychotherapie geschickt. Er wird positiv auf HPU getestet und beginnt mit der Mikronährstoffeinnahme, außerdem stellt er seine Ernährung um und ernährt sich ab sofort nur noch weizenfrei und ohne Kuhmilchprodukte. Über die Monate werden die Schmerzen immer weniger. Er ist begeistert und kann es kaum glauben. Hochmotiviert zieht er sein Therapieprogramm sorgfältig durch. Als er komplett schmerzfrei ist, beginnen wir vorsichtig mit der Wiedereingliederung. Immer achtsam, um jederzeit die Belastung auch wieder abfangen zu können. Doch es klappt alles ohne Zwischenfälle. Herr D. hat mittlerweile mit Yoga angefangen, was ihm ausgesprochen guttut und das Sitzen und die lange Bürotätigkeit wunderbar ausgleicht. Alles klappt, Herr D. ist zurück im Berufsleben und übt nicht nur seinen Job aus, sondern hat auch noch genügend Kraft, um nebenher eine Weiterbildungsmaßnahme zu machen, sein geliebtes Yoga zu praktizieren und mittlerweile sogar zu unterrichten. Ein voller Erfolg!* ‹‹

selbstverständlich eindeutig. In diesem Fall muss man IgG-Testungen nicht unbedingt durchführen. Bei allen anderen aber, die am Reizdarm-Syndrom oder an Unregelmäßigkeiten oder Auffälligkeiten im Verdauungstrakt leiden oder den Verdacht haben, dass sie betroffen sein könnten (z. B. Leistungsschwäche, Müdigkeit, Schmerzsyndrome etc.), ist diese Testung sinnvoll. Sie ist auch Bestandteil des sogenannten HPU-Screening-Profils der KEAC, als erweiterte HPU-Diagnostik. Eine weitere Möglichkeit, nicht nur Nahrungsmittelunverträglichkeiten, sondern auch zellvermittelte Immunreaktionen auf Chemikalien oder Zusatzstoffe etc. zu untersuchen, ist der sogenannte ALCAT-Test®.

Zurück zur »richtigen« Ernährung, fassen wir das Gesagte bis hierhin zusammen. Generell gilt für 80 Prozent der HPU-positiven Patienten:

- kein Weizen
- keine Kuhmilchprodukte
- kein Soja
- keine Eier
- keine Hefe

Das sind die größten Allergene und HPUler tun gut daran, sie zu meiden. Außerdem:

- HPU-Screening-Test
- Allergietestung (IgG bzw. zellvermittelt) durchführen lassen.

Viele Patienten verzweifeln bereits an diesen Minimal-Diätvorschlägen, denn ihre Ernährung basiert fast nur auf diesen Nahrungsmitteln. Doch es gibt ein Paralleluniversum, das es zu entdecken gilt. Man startet in Bio-Läden mit dem neuen Einkaufen. Ändern Sie Ihre Gewohnheiten. Das ist einfach! Wenn Sie es einige Male gemacht haben, wollen Sie gar nicht mehr anders. Wenn Sie mir heute eine Schwarzwälder Kirschtorte anbieten, werde ich nie, ohne nachzudenken, zugreifen. Wenn ich sie esse, habe ich mir vorher gut überlegt, dass ich die drei Tage Steifheit in meiner Muskulatur und die schlechtere Laune akzeptiere, weil ich so großen Appetit auf die Torte habe, dass ich das dafür gerne in Kauf nehme. Das kommt aber selten vor, denn jeden Tag, den ich mich älter fühle, als ich wirklich bin, empfinde ich als verschenkten Tag.

Sehen wir uns das Dilemma an: Uns wird suggeriert, dass industriell verarbeitete Nahrung normal und gesund sei. Die Folgen einer solchen Ernährung zahlen die Krankenkassen – für sogenannte Zivilisationserkrankungen und Patienten mit Symptomen von Leistungseinschränkung bis Schmerzen. Es ist ein System, das sich selbst erhält. Steigen Sie aus. Es lohnt sich!

## Welche Lebensmittel tun mir nicht gut?

Neben den IgG- oder zellvermittelten Unverträglichkeiten gibt es weitere, die vorwiegend den HPUler betreffen, und zwar die von Histamin, Fruktose und/oder Laktose.

Warum scheint der HPUler all diese Unverträglichkeiten auf sich zu vereinen? Das liegt an seinem besonderen Stoffwechsel. In puncto Fruktose ist das einfach zu erklären, eine Fruktose-Malabsorption kann durch einen Zinkmangel entstehen und in der Regel ist dieser ebenso bei Menschen mit Schilddrüsenunterfunktion anzutreffen. Die Unverträglichkeit von Laktose geht auf einen Mangel an dem Verdauungsenzym Laktase zurück. Dieses Enzym wird von Dünndarmzellen gebildet. Von Patienten mit Zöliakie (Gluten-Allergie) ist bekannt, dass sie durch die Schädigung des Darmes keine Laktase mehr bilden können. Das Gleiche nehmen wir für Menschen mit Gluten-Sensitivität an und das sind in den meisten Fällen HPUler.

## Histaminintoleranz

Eine Histaminunverträglichkeit ist nun nicht ganz so einfach zu erklären, da wir dafür tief in die Biochemie eintauchen müssten. Als Kurzfassung sei hier erwähnt, dass es zwei Formen der Histaminintoleranz gibt, die Histapenie (ein zu niedriger Histamin-Vollblutspiegel) und die Histadelie (ein zu hoher Histamin-Vollblutspiegel). Beide Formen zeigen die Symptome einer Histamin-Unverträglichkeit und die von ihnen Betroffenen reagieren sehr empfindlich auf histaminreiche Nahrungsmittel oder die Bildung von Histamin durch entsprechende Bakterien im Darm.

Die Symptomenpalette der Histaminose (Sammelbegriff für Histapenie und Histadelie), der Laktose-Intoleranz oder der Fruktose-Malabsorption können Sie in verschiedenen Büchern nachlesen (Literatur, Seite 154). Im Internet gibt es ganze Listen und Ernährungsvorschläge dazu.

Kurz gefasst bedeutet Histaminose für Sie: alles frisch kochen, keine Konserven, kein eingelegtes oder aufgewärmtes Essen. Bei Fruktose-Malabsorption gilt: Meiden Sie Früchte oder nehmen Sie käuflich zu erwerbende Enzyme zur Fruchtmahlzeit dazu.

## Laktose-Intoleranz

Nehmen Sie Laktase zur laktosehaltigen Mahlzeit ein oder besser noch, meiden Sie Kuhmilch am besten ganz und steigen Sie auf Schaf- und Ziegenmilchprodukte um.

Warum ich das hier so kurz abhandle? Beherzigen Sie die Empfehlungen, aber lassen Sie die Kirche im Dorf. HPUler wollen alles 100-prozentig richtig machen und dabei darf ihnen kein Fehler unterlaufen. Das ist jedoch nicht durchführbar. Geben Sie also Ihr Bestes, verzeihen Sie sich »Fehler«. Beobachten Sie Ihren Darm und hören Sie ihm zu. Er hat immer recht.

Um ihm die Arbeit zu erleichtern, müssen wir nicht nur Stress in Form von industriellem oder unverträglichem Essen von ihm fernhalten, sondern ihn auch wiederaufbauen. Und da gibt es bedauerlicherweise schon wieder das nächste Problem, an dem viele Patienten verzweifeln, denn viele angebotene Produkte für die Darmsanierung werden von dieser Patientengruppe nur schlecht vertragen. Aber hier folgen Ratschläge und Tipps, wie Sie einen solchen Leidens- und Lernweg abkürzen können:

## Was geht denn gut?

- Glutamin zum Schleimhautaufbau
- Chondrotinsulfat zum Abdichten der Zell-Zell-Verbindungen
- Probiotika mit Laktobazillen ohne Präbiotika
- Natürliche Antibiotika wie Oregano-Öl oder Teebaum mit Propolis
- Butyrat als Energielieferant für Schleimhautzellen des Dickdarms

Nahrung (unter Berücksichtigung individueller Unverträglichkeiten):

- viel Grün
- wenig Obst (einmal täglich im Smoothie)
- alles frisch
- am besten Bioqualität

Nehmen Sie niemals Produkte mit Präbiotika zu sich, es sei denn, Sie vertragen sie wirklich (Patienten, die keine großen Mengen Obst zu sich nehmen können, vertragen auch kein Inulin bzw. keine Oligofruktose-Moleküle, die als sogenannte Präbiotika den Probiotika zugegeben werden!).

Achtung:

- Sollten Sie unter einer Histaminose leiden, können Hefen (Saccharomyces) ein Problem sein.
- Wenn Sie Zucker nicht vertragen, sollten Sie solche Probiotika meiden, die diesen enthalten.

## Doch es geht noch weiter!

Man kann einfach durch eine Ernährungsumstellung seine Hormone auf Neustart setzen, sodass der Stoffwechsel sich normalisiert und wieder besser funktioniert, man sein Traumgewicht erreicht und sich Gesundheit und Vitalität einstellen. Es ist ein amerikanischer, sehr interessanter Ansatz von Sara Gottfried, der den Menschen mit auf eine Reise auch zu mehr Selbstwahrnehmung nimmt. Industrielle Nahrung, d. h. Fertigprodukte wie Tütensuppen oder Pizza, Pasta etc., oder billige Lebensmittel wie Kohlenhydrate und Fette (Gemüse ist teurer als Fleisch und Kohlenhydrate!) in großen Mengen schaden unserem Darm. Denken Sie an die Pestizidbelastung des Weizens, an die Dioxinbelastung der Eier, an die Antibiotika-Belastung von Fleisch.

All das hat negative Auswirkungen auf unsere Mitbewohner im Darm, von den Konservierungsmitteln, Geschmacksverstärkern und Farbstoffen ganz zu schweigen. Doch der Darm ist wichtig. Hier fängt Gesundheit an, für alle Menschen und auch für die, die von HPU betroffen sind. Für diese sogar ganz besonders, denn durch die auftretenden Mikronährstoffmängel von Vitamin $B_6$ und Zink kommt es sehr häufig zu enzymatischen Schwächen der Verdauungsenzyme und sehr häufig zu einer Hypochlorhydrie, d.h. einem Mangel an Magensäure.

Die Verdauung stellt per se schon eine Schwachstelle im HPU-Stoffwechsel dar. Jede weitere Belastung bedeutet ein Risiko, dass die Darmflora kippt, schadhafte Keime überwuchern können und gesundheitsförderliche Bakterien zurückgedrängt werden. Dann entstehen Fehlgärungen, eine sogenannte Dysbiose, die nicht nur die Leber belastet (z.B. Fuselalkohole von Hefepilzen wie Candida), sondern auch die Schleimhäute reizt und in ihrer Dichte/Dicke reduziert. Das hat zum Teil dramatische Folgen für den gesamten Organismus. Wie Sie vielleicht schon gehört oder gelesen haben, befindet sich der Sitz des Immunsystems im Darm. Doch nicht nur das Immunsystem, sondern auch das Hormonsystem ist in seiner Funktion entscheidend von einem intakten Mikrobiom (Gesamtheit der Mitbewohner) des Darmes abhängig. Die Ernährung so umzustellen, dass sie viele Vitalstoffe enthält, und auf bestimmte Fraktionen (also z.B. Allergene wie Getreide, Milchprodukte) unter Umständen für einen bestimmten Zeitraum sogar gänzlich zu verzichten, um Schleimhaut und Mikrobiom wiederaufzubauen und in ihrer Gesundheit zu fördern, macht also durchaus Sinn.

## Sich richtig ernähren bei Nebennierenschwäche

Dr. Alan Christianson ist ein amerikanischer Arzt und spezialisiert auf Nebennieren- und Schilddrüsenstörungen. Sein Buch »Schlank ohne Stress« ist eine gute Hilfe für übergewichtige Patienten. Er plädiert für eine zyklische Kohlenhydrataufnahme. Seiner Meinung nach ist es physiologisch am sinnvollsten, morgens nur eine kleine Menge Kohlenhydrate zu sich zu nehmen, mittags eine etwas größere Menge und abends die größte Menge. Er beschreibt die Menge an Kohlenhydraten mit dem Bild eines Golfballes, also morgens einen, mittags zwei und abends drei Golfbälle. Das macht deutlich, dass es nicht darum geht, abends große Mengen an Kohlenhydraten zu essen, sondern mengenmäßig den größten Anteil. Ein proteinreiches Frühstück und die größte Menge an Kohlenhydraten abends stehen ungefähr diametral entgegengesetzt zu dem, was gesellschaftlich als Wissen akzeptiert wird. Diäten, die vorschlagen, man solle mittags das letzte Mal Kohlenhydrate essen und abends keine mehr, kennen Sie sicher auch, also die Aussage, der abendliche Verzehr von Kohlenhydraten mache am meisten dick. Nun, das Gegenteil scheint der Fall zu sein. Kohlenhydrate in Verbindung mit Fett und Proteinen am Abend sind wichtig, um gut zu schlafen und den Blutzucker über Nacht stabil zu halten. So empfehlen wir z. B. Patienten mit Schlafstörungen und Halswirbelsäulen-Trauma das sogenannte Spätstück direkt vor dem Schlafengehen zu sich zu nehmen. Dieses Spätstück besteht aus einer kleinen Menge für den Patienten verträglichem Brot mit dick Butter und Wurst oder Käse.

Da unsere Nahrung in vielen Fällen zum größten Teil aus Kohlenhydraten besteht, bekommen viele Patienten allein schon beim Gedanken Panik, dass sie sie reduzieren sollen. Was sollen sie denn dann noch essen?

## Welche Eiweiße vertrage ich?

Die Frage der Ernährung ist in der Tat nicht ganz einfach bei HPU-Patienten oder Menschen mit Nahrungsmittelunverträglichkeiten. Da viele Menschen Eiweiße nicht vertragen und aus dem Ernährungsprogramm streichen (z. B. Eier, Kuhmilchprodukte, Soja, Hülsenfrüchte), bleibt kaum noch eine Alternative. In solchen Fällen empfehle ich ein »normales«, für den Patienten verträgliches Frühstück (also z. B. Dinkel- oder glutenfreies Brot mit Butter und Marmelade oder Wurst und Schaf- oder Ziegenkäse oder glutenfreien Frischkornbrei mit wenig Obst) und zusätzlich einen hypoallergenen Eiweißshake. Achten Sie bei der Wahl des Eiweißshakes darauf, dass nicht Molke oder Kuhmilchprodukte (Casein) als Grundlage verwendet wurde, auch nicht Reis bzw. Soja oder andere Hülsenfrüchte. Shakes aus Reisprotein sind oft mit Metallen belastet. Die Verwendung von Eiweißshakes ohne eine Behandlung der HPU hat bei betroffenen Patienten in der Regel den gegenteiligen Effekt und ist somit kontraproduktiv. Denn für den Eiweißstoffwechsel werden große Mengen an aktivem Vitamin $B_6$ benötigt. Fehlt es, kann es zu einem Anfluten im Blut mit zu viel Ammoniak kommen. Das belastet das gesamte Organsystem. Anschriften von Firmen, die Eiweißshakes und geeignete Mikronährstoffpräparate zum HPU-Ausgleich anbieten, finden Sie im Service (Seite 154).

Außerdem sollten betroffene Patienten Kohlenhydrate mit einem hohen glykämischen Index meiden. Das sind Kohlenhydrate, die nach Verzehr sehr rasch ins Blut aufgenommen werden und so zu einem drastischen Blutzuckeranstieg und infolgedessen zu einem hohen Insulinausstoß führen. Zu dieser Gruppe gehören Zucker, Weißmehlprodukte, Kartoffeln, weißer Reis etc. Kohlenhydrate mit einem niedrigen glykämischen Index hingegen erhöhen den Blutzuckerspiegel nur langsam.

Gute Fette und Eiweiße halten den Blutzuckerspiegel stabil. In den vergangenen

## Glykämischer Index von Lebensmitteln

Der glykämische Index unterscheidet kohlenhydrathaltige Lebensmittel nach ihrer Auswirkung auf den Blutzuckerspiegel. Er wird in Prozent ausgedrückt. Nach Verzehr von 50 Gramm Kohlenhydraten aus einem Lebensmittel werden Dauer und Höhe des Blutzuckeranstieges gemessen. Als Referenzwert gilt der Blutzuckeranstieg nach Aufnahme von 50 Gramm Zucker bzw. reiner Glukose, der gleichgesetzt wird mit 100 Prozent. Kohlenhydrathaltige Lebensmittel, die einen schnellen und/oder hohen Blutzuckeranstieg auslösen, haben also einen hohen glykämischen Index. Dazu zählen:

- Weißbrot
- Zucker oder Traubenzucker
- Weißmehlprodukte wie Pasta
- Früchte, vor allem reife
- glutenfreie Produkte

Glutenfreie kohlenhydrathaltige Lebensmittel mit niedrigem glykämischem Index, die man also bevorzugt essen sollte/kann:

- Süßkartoffel
- Quinoa
- schwarzer Reis (genetisch nicht verwandt mit normalem Reis)
- roter Reis

hundert Jahren nahm der Anteil der Kohlenhydrate an unserer Nahrung immer mehr zu. Das ist eine fatale Entwicklung, die Krankheiten begünstigt und in der Abhängigkeit vom Krankenkassensystem kulminiert. Man kann diesem allgemeinen Trend nur mit Aufmerksamkeit, Achtsamkeit und Wissen entgegentreten und für sich eine andere Ernährung wählen. Probieren Sie es aus. Ein stabiler Blutzucker ohne »hoch und runter«, also ohne großartige Schwankungen, bedeutet immer Ruhe und innere Ausgeglichenheit. Starke Blutzuckerschwankungen führen häufig zu Unsicherheit, innerer Unruhe, Angst und Konzentrationsstörung.

Gute Fette und Eiweiße sind wichtige zelluläre Bausteine. Wir brauchen sie für zahllose Stoffwechselfunktionen. Ich bin immer wieder erstaunt: Die Patienten wollen weniger depressiv sein, mehr leisten können, seltener krank sein und sind der Meinung, Fette würden dick machen. Sie gehen also davon aus, dass das Gehirn und das Immunsystem keine Aminosäuren bräuchten. Alles soll perfekt funktionieren, ohne dass man dem Körper das gibt, was er dafür braucht. Manchmal weiß ich nicht, wie sich die Menschheit so weit entwickeln konnte. Es stimmt wohl, früher war zumindest einiges besser. Sicherlich war es die Ernährung.

### Warum Eiweiß so wichtig ist

Noradrenalin und Adrenalin sind nicht nur zwei wichtige Neurotransmitter im Gehirn, sondern auch zwei wichtige Hormone der Nebenniere. Sie werden aus Dopamin hergestellt, Ausgangsstoff dieser zwei Substanzen ist die Aminosäure Tyrosin, ein Eiweißbaustein. Aus Tyrosin wird auch das Schilddrüsenhormon Thyroxin synthetisiert. Tryptophan, ebenfalls ein Eiweißbaustein, dient als Grundlage der Herstellung des »Glückshormons« Serotonin und des Schlafhormons Melatonin. Das sind nur wenige Beispiele für die grundlegenden Aufgaben von Eiweißen in unserem Stoffwechsel. Viele HPU-positive Menschen haben aufgrund des kombinierten Zink- und Vitamin-$B_6$-Mangels Probleme mit dem Eiweißstoffwechsel. Das geht manchmal so weit, dass die Patienten merken, dass ihnen das Essen von eiweißreichen Mahlzeiten nicht guttut, und sie sich vorwiegend vegetarisch ernähren. Egal wie, ob eiweißarme Ernährung oder ein Mangel an Magensäure und Verdauungsenzymen, der bei HPU aufgrund der Mikronährstoffmängel überdurchschnittlich häufig vorkommt: HPUler leiden oft unerkannt auch an einem Mangel an guten Eiweißen. Das hat zur Folge, dass es nicht nur zu Imbalancen bei Neurotransmittern und Hormonen kommt, sondern auch, dass wichtige Reparaturprozesse nur eingeschränkt ablaufen können.

Frühzeitige Alterserscheinungen oder die Ausbildung von Krankheiten und Erschöpfung sind die Folge. Die HPU-Therapie durchbricht diesen Teufelskreis. Dennoch kann es möglich sein, dass zur vollständigen Wiedererlangung der Gesundheit noch weitere Maßnahmen nötig sind, wie z. B. wieder ein gut funktionierendes Verdauungssystem herzustellen. So kann es u. U. auch sinnvoll sein, vorübergehend Magensäure in Kapselform oder Verdauungsenzyme einzunehmen. Wie auch immer, Nebenniere und Schilddrüse »freuen« sich über Maßnahmen zur Stabilisierung des Blutzuckers. Das ist die Grundvoraussetzung dafür, dass diese so wichtige Achse im Menschen heilen kann. Beide Organe »bedanken« sich für gute Eiweiße zum Frühstück und lassen uns frisch und fröhlich in den Tag starten.

### Empfehlungen fürs Einkaufen

Ich kann nur sagen, wie ich selber das Einkaufen handhabe. Vielleicht kann das extrem verunsicherten HPU-positiven Menschen ein wenig helfen. Wir kaufen in einem Supermarkt ein. Dabei achten wir auf frische Ware. Industriell verarbeitete Lebensmittel kommen bei uns nicht in den Einkaufswagen. Bei Gemüse kaufe ich gerne Bio, aber nicht immer. Ich greife zu Obst und Gemüse, das mich anlacht. Normale Tomaten kaufe ich fast nie, weil ich denke, sie könnten belastet sein. Ich achte auf das Herkunftsland und bevorzuge regionale Waren. Wir kaufen keine Molkereiprodukte, es sei denn von Schaf oder Ziege. Ich habe in meinem Supermarkt gefragt, ob man nicht auch Ziegenjoghurt beziehen könnte. Das ist seither kein Problem, was mich freut. Zur Not würde ich das über unsere Biokiste mit beziehen, die einmal die Woche geliefert wird. Die Biokiste ist ein regionaler Lieferservice und nicht so teuer, wie man vielleicht glaubt. Ich finde das Obst und Gemüse preiswerter als im Supermarkt und mehr noch als in Bioläden. Wurst kaufen wir wenig, Fleisch nur natürlich und nicht eingelegt oder behandelt. Ebenso Fisch. Brot kaufen wir einmal die Woche in der Bäckerei des Supermarktes. Dort haben wir Dinkelbrötchen und Brot vorbestellt und frieren zuhause davon ein, sodass es für die ganze Woche reicht. Wären wir glutenallergisch, würden wir unsere Backwaren vielleicht selber herstellen oder übers Internet beziehen. Heutzutage ist ja vieles bestellbar. Eine Low-carb-Bäckerei, die glutenfrei backt und ihre Erzeugnisse auch verschickt, bietet ein sogenanntes veganes Superfood-Brot an, das wir im weitesten Sinne für HPUler entwickelt haben (Adressen, Seite 154).

### Alternativen finden

Grundsätzlich gilt der Satz: Wenn ich etwas aus meiner Ernährung streichen möchte oder aus irgendeinem Grund muss, sollte ich einen Ersatz finden, der besser ist. Nehmen Sie das Beispiel Kaffee. Sie sind extrem gestresst oder haben aufgrund des anhaltenden Stresses bereits eine Nebennierenschwäche ausgebildet. Ihre Nebennieren weiter mit Kaffee aufzupeitschen, führt in eine Sackgasse, das haben wir schon besprochen. Doch Sie kommen morgens nicht gut aus dem Bett, Sie sind den ganzen Tag müde und haben das Gefühl von Watte um den Kopf und können nicht denken. Was tun? Doch wieder Kaffee? Wenn Sie dann keinen Plan haben und sich auch noch keine Gedanken gemacht haben, werden Sie automatisch wieder zum Kaffee greifen. Grüner Tee könnte eine gute Alternative sein, bis Sie vielleicht noch andere, bessere Wege gefunden haben, Ihre Nebennieren gesunden zu lassen. Überlegen Sie sich im Vorfeld, was Sie an Lebensmitteln ersetzen wollen, und kaufen Sie dementsprechend ein, sodass morgens nach dem Aufstehen der grüne Tee bereits auf Sie wartet und Ihnen entgegenlacht.

Dementsprechend könnte eine Alternative zu Zucker Galaktose sein, ein Einfachzucker, der insulinunabhängig verstoffwechselt wird. Das bedeutet, dass Galaktose die Gehirnzellen sofort mit Zucker versorgt, was aber nicht zu einem generellen Anstieg des Blutzuckers und damit zum Insulinausstoß führt, um diesen wieder zu senken. Deswegen können auch Diabetiker Galaktose zu sich nehmen. Es ist eine nicht ganz so preisgünstige, aber gesündere Alternative für Zucker, mit der man z. B. Getränke gut süßen kann. Eine Alternative zu Süßigkeiten jeglicher Art könnten Nüsse sein, am besten unbehandelt und nicht geröstet. Nüsse enthalten viele wichtige Mikronährstoffe und mehrfach ungesättigte Fettsäuren. Und man kann sie abends herrlich knabbern.

Etwas ersatzlos zu streichen, bringt selten nachhaltigen Erfolg, weil man dann doch in alte Muster und Gewohnheiten zurückfällt. Wenn Sie dauerhaft etwas ändern wollen, um Ihre Gesundheit zu verbessern, dann müssen Sie sich überlegen, warum Sie zu dem oder jenem Lebensmittel greifen, was Sie damit erreichen oder haben wollen (z. B. das Gefühl von Wachheit) und sich überlegen, was eine Alternative sein könnte und weniger schädlich für ihren Organismus ist.

### Ein gesunder Darm ist wichtig

Die Vorteile eines gut balancierten Darmes liegen auf der Hand. Ein gesunder Darm ist die Quelle eines ausgeglichenen Neurotransmitter-Stoffwechsels, eines intakten Immunsystems und eines gut funktionierenden Hormonsystems. Neuere Forschungen zeigen: Milchsäurebakterien wirken antidepressiv, Butyrat, eine kurzkettige Fettsäure, die von bestimmten Dickdarmbakterien produziert wird, wirkt antientzündlich und vermag sogar Zellen, die aus der Reihe tanzen, wieder in den Zellverband zurückzuholen. Butyrat hat also ganz klar antikanzerogene Eigenschaften und ist ein unentbehrliches Mittel zur Vermeidung von Krebs. Und interessanterweise wirkt Butyrat nicht nur gegen die Entstehung von Kolonkarzinomen, sondern hat auch positive Fernwirkungen im gesamten Stoffwechsel.

## Ernährung und Autoimmunerkrankungen

Was haben Autoimmunerkrankungen mit der Ernährung zu tun, werden Sie sich sicher fragen. Insgesamt eine ganze Menge. Denn Menschen, die an Autoimmunerkrankungen leiden, wissen oft, dass bestimmte Nahrungsmittel ihre Symptome verschlimmern können. Zwischen dem, was wir essen, und der Art, wie unser Körper auf etwas reagiert, gibt es einen Zusammenhang. Ein einfaches Beispiel ist die Beobachtung, dass Patienten mit Rheuma oder rheumatoider Arthritis oft Vegetarier sind und auf Fleisch gänzlich verzichten.

Bei einer Autoimmunerkrankung wird allgemein angenommen, dass sich das Immunsystem gegen körpereigenes Gewebe richtet und es dabei zerstört. Zum Beispiel im Fall der Hashimoto-Erkrankung gegen die Schilddrüse oder im Fall der primären biliären Zirrhose gegen die Gallengänge der Leber oder bei der rheumatoiden Arthritis gegen die Gelenke. Auch über das »Warum« wird eigentlich nur gemutmaßt. Autoimmunerkrankungen sind nach jahrzehntelanger Forschung immer noch ein Rätsel. Neuere Forschungen weisen allerdings darauf hin, dass es vor dem Beginn der Autoimmunreaktion zur Ausbildung sogenannter Gewebeaddukte gekommen ist. Damit werden Anheftungen von z. T. giftigen Stoffen, wie z. B. dem HPL-Komplex, an Gewebestrukturen beschrieben. Eine

Frau S., 52 Jahre alt

## Ernährungsumstellung gegen Schmerzen

*» Frau S. ist Frührentnerin und chronische Schmerzpatientin. Sie nimmt regelmäßig Schmerzmittel und Entzündungshemmer sowie Psychopharmaka ein, die beim Einschlafen helfen sollen. Trotz dieser Maßnahmen ist sie nie schmerzfrei. Ihre Lebensqualität ist sehr eingeschränkt.*

*Ein Test auf HPU fällt positiv aus. Das HPU-Screening zeigt eine Störung im Histaminstoffwechsel sowie Unterzuckertendenzen an. Frau S. wird mit IgG Typ 4 auf Unverträglichkeit von Gluten, Kuhmilchprodukten, Eiern, Soja und Schimmelpilzen getestet. Wir besprechen die Ernährungsumstellung, finden Alternativen für bisher verwendete Lebensmittel und helfen ihrem Stoffwechsel bei der Umstellung. So verzichtet sie zunehmend über mehrere Wochen auf Kohlenhydrate und erhöht stattdessen den Anteil gesunder Fette und Eiweiße. Außerdem unterstütze ich Frau S. mit Nahrungsergänzungsmitteln zum HPU-Ausgleich, Vitamin D, Selen sowie mit Vitaminen des B-Komplexes. Die Verdauung, die vorher zwischen Verstopfung und Durchfall wechselte, reguliert sich relativ schnell. Die Entzündungsbereitschaft des Gewebes nimmt ab. Die Muskeln werden weicher, die Schmerzen weniger. Die Schlafqualität nimmt zu. Sie kann mehr und mehr auf schulmedizinische Medikamente verzichten. Frau S. kann die Verbesserung kaum glauben und vor allem, dass die Ernährung einen so großen Einfluss auf ihr Schmerzgeschehen hatte. «*

Theorie ist, dass der HPL-Komplex nicht vollständig ausgeschieden wird, wenn Zink und aktives Vitamin $B_6$ fehlen. In der Folge werden die HPL-Komplexe im Körper eingelagert und können sich an körpereigene Organe und Strukturen anlagern und damit Verbindungen eingehen. Da diese Substanzen aber giftig sind und eigentlich eliminiert werden sollten, reagiert das Immunsystem. Und damit wird dann häufig auch eine Reaktion gegen das angeheftete körpereigene Gewebe gestartet.

Eine weitere Theorie ist, dass bei HPU und verwandten Stoffwechselstörungen wie Gilbert Meulengracht oder Morbus Wilson es zur Einlagerung von Kupfer im Körper kommt. Dieses Kupfer kann ebenfalls mit einigen körpereigenen Strukturen Komplexe bilden und so das Immunsystem irritieren. Da dabei unerwünschte

Stoffe (HPL-Komplex, Kupfer) an körpereigenen Strukturen hängen, werden diese bei Immunreaktionen mit angegriffen.

Jedes Mal, wenn das Immunsystem beispielsweise infektbedingt »hochfährt«, kommt es auch zu einer verstärkten allgemeinen Immunantwort, das bezieht ein mögliches autoimmunelles Geschehen mit ein. Auch wenn die betreffende Person Nahrungsmittelunverträglichkeiten hat oder an Allergien leidet, so bedeutet das, dass jeder Allergenkontakt eine Immunreaktion auslösen kann, die auch eine Verstärkung oder ein Wiederaufflammen einer Autoimmunreaktion zur Folge hat.

## Allergien bei HPU

Bei HPU haben über 80 Prozent der Patienten eine Allergie des Spättyps, bilden also IgG-Antikörper gegen bestimmte Nahrungsmittel aus. Meistens gegen Gluten oder Weizen, Kuhmilchprodukte, Eier und Soja. Deswegen streichen wir diese Nahrungsmittel bei unserem Ernährungsprotokoll vom Speiseplan. Bei Patienten mit Autoimmunerkrankungen schaffen wir so die Möglichkeit, dass sich das Immunsystem beruhigen kann, weil es nicht tagtäglich gestresst bzw. gereizt wird. Das ist Voraussetzung für eine gute Therapie.

Ein konkretes Beispiel kennen wir aus der HPU-Praxis. Eine sehr häufig vorkommende Folgeerkrankung der HPU ist die Hashimoto-Erkrankung, eine Autoimmunerkrankung der Schilddrüse. Wir wissen, dass Weizen jede autoimmune Tendenz anheizt. Das heißt, dass die generelle Empfehlung für Betroffene lautet, vollständig auf Weizen zu verzichten. Die Therapieempfehlung für einen Neustart der Schilddrüsenhormone lautet demnach in der Tat, für einige Zeit alles Getreide aus der Ernährung zu streichen. Ich schreibe bewusst nicht »verzichten«. Denn ist es wirklich ein Verzicht, wenn ich anstelle des kurzen Genusses etwas anderes, vielleicht sogar viel Wertvolleres bekomme?

Eine Verstärkung der Autoimmunreaktion kann also durch das Essen unverträglicher Nahrungsmittel erfolgen. Das ist eine sehr spezifische Reaktion, die im Organismus große Wellen schlägt. Eine weitere Möglichkeit negativer Auswirkungen auf Immunreaktionen mehr globaler Natur ist der Konsum von viel Arachidonsäure (in Fleisch enthalten), die eine generelle Entzündungsbereitschaft des Körpers fördert. Eine solche Entzündungstendenz kommt auch bei einem erhöhten oxidativen oder negativen Stressaufkommen beim Patienten vor.

## Stoffwechselstress durch Transfette

Ein instabiles Genick oder verschiedene Medikamente können für einen solchen Stoffwechselstress ursächlich sein. Dieser wird dramatisch angeheizt durch die

Aufnahme von Transfetten. Dann kommt es zur Beschleunigung und bildlich gesprochen zur Ausbildung eines Flächenbrandes, der sogenannten Lipidperoxidation. Dabei werden unsere wichtigen Fettsäuren in den Zellmembranen oxidiert, sie werden ranzig und härten aus. Das erschwert den Stoffaustausch. Schlimme Krankheiten werden mit einer erhöhten Lipidperoxidation in Verbindung gebracht, z. B. Alzheimer, Parkinson, Multiple Sklerose etc. Transfettsäuren entstehen in der industriellen Verarbeitung von Fetten und sind enthalten in Pizza, Döner, Fastfood, Chips, gerösteten Nüsse.

Transfettsäuren fördern die Entzündungsbereitschaft, schlimmer noch, die oxidierten Fette in den Zellmembranen fördern Autoimmunreaktionen. Es ist anzunehmen, dass die Lipidperoxidation die An- oder Einlagerung von Kupfer oder HPL-Komplexen fördert und so eine Autoimmunreaktion entsteht. Transfette in der Nahrung machen also krank, dumm und alt. Für Pommes, Döner oder Chips auch noch Geld auszugeben, macht meines Erachtens nicht viel Sinn, wenn ich gesund werden oder bleiben will.

Therapeuten berichten über z. T. dramatische Verbesserungen bei Autoimmunerkrankungen durch eine besondere Ernährung. Warum das funktioniert, ist klar: Es entlastet das gesamte System, wenn das Immunsystem nicht dauernd reagieren muss. Viele Stoffwechselabläufe können herunterfahren und Regenerationsprozesse können endlich angeschaltet werden.

Zuerst die Stressoren zu entfernen, ist Grundvoraussetzung für die Therapie, doch »nur« den Stress abzuschalten, geht noch nicht an die Ursache der Störung. Hierfür ist die Therapie der HPU wichtig, der Ausgleich des oxidativen und nitrosativen Stresses durch geeignete Mikronährstoffpräparate, wie schon im Abschnitt »Therapie der HPU« (Seite 39) beschrieben. Beides zusammen kann die Heilung einleiten und führt oft zum Reduzieren oder teilweise sogar zum Absetzen vorher benötigter Medikamente.

Das Autoimmune Protokoll der Ernährung sieht vor, nicht nur Getreide und Milchprodukte komplett aus der Nahrung zu streichen, sondern auch Nachtschattengewächse (Kartoffel, Aubergine, Tomate, Paprika) und Hülsenfrüchte (Bohnen, Erbsen, Soja etc.). Nicht für immer, sondern für einen bestimmten Zeitraum, eben um das Immunsystem herunterzufahren und den Darm in der Zwischenzeit auszuheilen. Meist reichen 4 bis 6 Wochen.

# Fitness für die Zellen

Wir können unseren Stoffwechsel durch verschiedene Maßnahmen unterstützen. Welche das sind, erfahren Sie in diesem Kapitel.

Chronische Infektionen bedeuten für den Stoffwechsel Stress. Der Körper versucht beständig, die Invasoren unter Kontrolle zu halten, und verbraucht dafür viel Eiweiß für die Antikörper-Produktion. Außerdem ist er fortwährend dabei, neue Immunzellen zu bilden.

## Chronische Infektionen

Damit das Immunsystem nicht »überschießt«, wird es durch körpereigene Regulatorien immer wieder herunterreguliert. Das geschieht mit Hilfe von Cortisol aus der Nebenniere. Wenn das dauerhaft über einen langen Zeitraum geschehen muss, dann erschöpft das die Nebennieren, sodass die Cortisolproduktion nachlässt. Der Patient merkt das daran, dass er viel Schlaf braucht, dieser aber doch nicht erholsam ist und er sich zunehmend energielos und schlapp fühlt. Auch hier gibt es weitere Symptome, die von Patient zu Patient variieren können. Grundsätzlich gilt bei diesem Thema natürlich die Frage, warum es überhaupt zur Ausbildung von chronischen Infektionen kommt und wieso der eine krank wird und der anderen nicht. Das hat nicht nur etwas mit dem Erreger-Kontakt zu tun, sondern auch damit, wie fit das Immunsystem ist. Und das ist bei HPU-Patienten in der Regel aufgrund des Zink- und Vitamin-$B_6$-Mangels geschwächt. Steht die Abwehr nicht parat, wenn der Eindringling an die Tür klopft, so ist es, wenn er erst einmal drin ist und es sich gemütlich gemacht hat, sehr viel schwieriger, ihn wieder loszuwerden.

Im Übrigen fördert ein saures Zellmilieu die Ansiedlung von Erregern. HPU-Patienten weisen in der Regel eine Übersäu-

erung im Körper auf, da für ein optimales Säure-Basen-Verhältnis Zink benötigt wird und der Patient Zink nicht unbegrenzt für alle Stoffwechselvorgänge zur Verfügung hat.

Chronische Infektionen können aber auch noch weitere Organe stressen und belasten. Leber und Niere beispielsweise, unsere wichtigsten Entgiftungsorgane. Wenn das Immunsystem seine Arbeit tut und Erreger eliminiert, dann muss der »Erregermüll« (abgetötete Bestandteile von Viren, Bakterien oder Pilzen) abtransportiert werden. Das beschäftigt Leber und Niere. Möglich ist aber auch, dass Toxine, d.h. Giftstoffe, vom Erreger selber zusätzlich produziert werden. Diese müssen dann ebenfalls entsorgt werden. Der HPUler ist aber bereits mit seinen eigenen Neurotransmittern und Hormonen ausgelastet, wie wir aus dem bisher Gesagten gelernt haben. Nun hat er weitere Arbeit, die ihn, weil schon am Limit, zusätzlich stresst.

Wir sind alle nicht steril. Wir leben mit Milliarden verschiedener Lebewesen zusammen. Denken Sie alleine an unseren Darm. Was passiert, wenn wir sterben? Unsere Mitbewohner übernehmen dann die Regie. Dadurch, dass sie nicht mehr vom Immunsystem in Schach gehalten werden, können sie sich ungehindert vermehren, der Verwesungsprozess setzt ein. Auch außerhalb unseres Darmes gibt es in den Zellen Viren und Bakterien, die sich dort vor unserem Immunsystem verstecken und zuweilen rauskommen und ihr Unwesen treiben. Denken Sie z.B. an Herpes-Viren, die in unseren Nervenzellen persistieren. Sind wir gestresst und die Immunantwort schwach, so werden sie aktiv und verursachen Symptome, z.B. in Form eines Lippenherpes. Steht die Immunantwort wieder, so heilt der Herpes ab und zieht sich ins Innere der Zelle zurück.

Eine allgemeine Therapieempfehlung für chronische Infektionen gibt es nicht. Der Ausgleich der HPU fördert ein stabiles Milieu und ein gut funktionierendes Immunsystem. Je nachdem, wie tief die Erreger eingedrungen sind, kann es jedoch sein, dass die HPU-Therapie alleine nicht ausreichend ist. In jedem Fall gehört eine Therapie der Darmflora mit dazu sowie eine Sanierung vorhandener Störfelder (z.B. Amalgam).

Timo, 5 Jahre alt

## Impfungen und Infektionen schwächten das Immunsystem

*» Der 5-jährige Junge hatte regelmäßig alle Impfungen bekommen und war dennoch dauerhaft krank, hatte permanent Erkältungen und wirkte insgesamt schwächlich. Die Eltern machten sich Sorgen, zumal er, obwohl dagegen geimpft, eine Haemophilus-influenzae-Infektion durchmachen musste. Das verstanden sie nicht und es ist auch schwer zu verstehen, da uns immer beigebracht wird, dass das Impfen vor dem jeweiligen Erreger schützt. Was war geschehen? Der kleine Junge hatte durch die HPU ein so schwaches Immunsystem, dass er nicht adäquat auf die Impfungen reagieren konnte. Das wusste jedoch niemand, da generell nicht überprüft wird, ob der Körper mit einer Antikörper-Produktion auf eine Impfung reagiert. Solch eine Maßnahme wäre allerdings sinnvoll. Der behandelnde Arzt schlug vor, das schwächliche Kind erneut zu impfen. Nach positivem HPU-Test erfolgte unsere Therapie erst einmal mit den geeigneten Mikronährstoffpräparaten zum Ausgleich der HPU und mit einigen Phytotherapeutika gegen belastende Erreger. Durch die Stärkung des Immunsystems (Zink und B-Vitamine) und die auf natürliche Weise antibiotisch wirksamen pflanzlichen Mittel konnte sich der kleine Körper von den Strapazen der Impfungen und der Infektionen erholen, mit alten Lasten aufräumen und fertig werden. Eine Pause von Impfungen, die das Immunsystem weiter stressen würden, war obligatorisch. Endlich wurde er kräftiger und widerstandsfähiger. «*

### Vitamin D für ein starkes Immunsystem

Da in unseren Breiten nahezu jeder einen Vitamin-D-Mangel hat und Vitamin D für ein starkes Immunsystem unverzichtbar ist, muss ein solcher Mangel überprüft (Laborwert) und gegebenenfalls ausgeglichen werden. Versuchen Sie nicht, Geld zu sparen, indem Sie auf den Labortest verzichten – es zahlt sich nicht aus. Überprüfen Sie die Dosierung Ihrer Supplementation, indem Sie den Vitamin-D-Wert im Blut alle paar Wochen erneut testen lassen. Viele Mediziner diagnostizieren zwar einen Vitamin-D-Mangel, verschreiben dem Patienten dann aber zu wenig Einheiten und überprüfen nie, ob ein Ausgleich stattgefunden hat. Ich halte es für grob fahrlässig, einem Menschen 1000 Einheiten Vitamin D täglich zu verschreiben, der nachgewiesenermaßenn einen eklatanten Mangel hat. Auch 3000 Einheiten täglich können bei einigen HPU-Patienten immer noch zu wenig sein. Ob und vor allem wie viel ausreichend ist, sehe ich nur, wenn ich das überprüfe, was ich therapiere. Alles andere ist zu ungenau.

Manche multimorbiden Patienten scheinen alle möglichen Erreger in sich zu vereinen. Da staunt man zuweilen nicht schlecht, welche Bakterien, Viren, Pilze und Parasiten labortechnisch nachgewiesen werden. Oft sind die gegen die Erreger gerichteten Therapien nicht erfolgreich und wenn doch, dann ändern sie nichts an der Symptomatik des Patienten, wie chronischer Müdigkeit, Schmerzsyndromen etc. Die Ursache sind nicht die Infektionen, sondern ein massiver sogenannter nitrosativer Stress der betroffenen Patienten. Die Mitochondrien (die Energiekraftwerke der Zellen) werden hierdurch massiv geschädigt. Der gesamte Stoffwechsel entgleist, die Energieproduktion aus Kohlenhydraten bricht zusammen, Säure entsteht und kann nicht mehr abtransportiert werden, die Erreger fühlen sich pudelwohl!

### Woher kommt nitrosativer Stress?

Nitrosativer Stress kann durch Einnahme einiger pharmakologischer Präparate und durch Traumatisierungen der Wirbelsäule entstehen. HPU-Patienten weisen in der Regel ein schwaches Bindegewebe auf. Kommen auf solch einen schwachen Bandapparat dann noch Gewalteinwirkungen in Form von Schleudertraumata, Stürzen oder Vollnarkosen etc., dann kann das zu Instabilitäten des Genicks führen. Der Bandapparat, der die Halswirbelsäule halten soll, leiert buchstäblich aus. Durch das instabile Genick entsteht ein Dauerstressor, der einem im Nacken sitzt. Als wichtigstes Antidot hierfür ist Vitamin $B_{12}$ zu nennen, doch weitere Mikronährstoffe sind ebenfalls wichtig, um die Energieherstellung wieder in Gang zu bringen und den nitrosativen Stress auszugleichen – in diesem Fall ein Leben lang.

## Sport als Stoffwechselturbo einführen

Bewegung ist für alle Stoffwechselabläufe essenziell. Die Muskulatur ist nicht nur extrazelluläre Matrix, sondern einem Organ gleichzusetzen, das dafür sorgt, dass Energie entsteht und der Säure-Basen-Haushalt stimmt. Durch Bewegungsarmut übersäuern wir. Doch auch zu viel Bewegung bis in die Erschöpfung hinein kann schädlich sein. Es gilt, das richtige Maß zu finden zwischen Unter- und Überforderung der Muskulatur. Doch nur ein Muskel, der bewegt wird, wächst und wird aufgebaut. Ein Muskel, der nicht bewegt wird, verkümmert und wird abgebaut. Das ist ein Naturgesetz. Wenn wir also Gesundheit wiederherstellen oder erhalten wollen, ist es wichtig, dass wir uns bewegen.

Fangen Sie mit kleinen Belastungen an und probieren Sie Ihre Grenzen von unten kommend aus. Was andere leisten oder wie viel Sie früher an Belastung bzw. Sport ausgehalten haben, spielt keine Rolle. Besondere Situationen erfordern besondere Maßnahmen. Also in diesem Fall Bewegung mit zunächst leichter Belastung. Fangen Sie klein an und steigern Sie erst, wenn Sie merken, dass Sie das Pensum gut bewältigen können, ohne am nächsten Tag erschöpft zu sein. Steigern Sie weiter in kleinen Schritten und halten Sie die Belastung für einige Zeit. Wenn Sie einen schlechten Tag haben, nehmen Sie darauf Rücksicht. Niemand ist immer gleich leistungsstark.

### Die Regenerationsphase beachten

Ich gebe meinen Patienten in der Praxis folgendes Bild mit an die Hand: Denken Sie an ein hochdotiertes Rennpferd. Oder z. B. an einen Profi-Fußballer – je nachdem, was Ihnen besser gefällt. Wenn nun ein solch teures Rennpferd oder ein millionenschwerer Fußballer krank wird, treten sie zunächst in eine Gesundungsphase ein, gefolgt von einer Regenerationsphase. In dieser Regenerationsphase (= Abwesenheit von Krankheit, aber noch nicht wieder volle Leistungsstärke) wird der Organismus (ob Pferd oder Mensch) langsam wieder hochtrainiert. Dafür wird ein strikter Trainingsplan eingehalten, der bei Bedarf immer wieder abgeändert wird. Das Risiko einer erneuten Verletzung durch den Trainingsrückstand oder einen Rückfall durch Überlastung ist zu groß.

Anders formuliert: Kein Mensch würde auf die Idee kommen, ein hochdotiertes Rennpferd oder einen Top-Sportler nach einer Erkrankungsphase sofort zurück auf die Rennbahn oder auf den Platz zu schicken. Sie stimmen dem sicherlich zu, meinen aber eventuell, dass die 30 Minuten Tennis oder Joggen oder Schwimmen oder Ähnliches bei Ihnen wieder kräftemäßig drin sein müssten? Nur weil Sie das früher geschafft haben? Die Erfahrung zeigt, dass wir in solchen Situationen nicht besonders gut mit uns umgehen. Wir erwarten, dass alles so ist wie früher, und wehren uns gegen die Erkenntnis, dass uns einiges doch nicht mehr so leichtfällt wie in jüngeren Jahren. Aber: »Der Boden fängt Sie auf, wenn Sie hinfallen« (Byron Katie). Das ist wahr. Lernen tut manchmal weh und einigen bleibt das Thema wegen Sturheit für immer verschlossen. Machen Sie es anders. Alles ist möglich (auch nach Erschöpfung zurück in die Leistungsfähigkeit zu kommen), wenn man Geduld mit sich hat und ein intelligentes Management führt.

Eine Patientin, Anne P., schrieb mir, während ich an diesem Buch saß, folgende Zeilen. Ich darf sie veröffentlichen, wofür ich ihr sehr dankbar bin. Frau P. lebte, wie sie selber sagt, zwischen Bett und Couch, bevor wir die HPU-Therapie begannen, und konnte kaum arbeiten, geschweige denn Sport machen.

Anne P., 50 Jahre alt

### Durch die HPU-Therapie zur Marathonläuferin geworden

» *Liebe Frau Dr. Ritter,*
*ich muss meine Freude einfach mit Ihnen teilen. Heute bin ich meinen privaten kleinen Marathon gelaufen. Fünfmal unsere begrünte Halde rauf und runter, zum ersten Mal die 42 km. Ich bin überglücklich und total high. Das habe ich nur Ihnen !!! zu verdanken, dass ich das geschafft habe, ich alte Schachtel. Ich hätte niemals gedacht, dass ich dazu fähig bin, und das bei meiner Ernährungsweise. Ich denke, das ist erst der Anfang. Vielen Dank noch mal und 1000 Umarmungen. Bis bald, wir sehen uns im Oktober.*

*Liebe Grüße,*
*Anne P.* «

Anmerkung: Wow! Was Frau P mit »meiner Ernährungsweise« meint, ist eine Ernährung, die ihre Unverträglichkeiten beachtet.

## Porphyrinogene Stoffe

Aufgrund des eingeschränkten Entgiftungssystems des HPU-Patienten kommt es zum Teil zur schlechteren Verträglichkeit bestimmter pharmakologischer Substanzen. Daran muss bei der Einnahme von Medikamenten unbedingt gedacht werden. Als sogenannte porphyrinogene Medikamente wird eine Stoffgruppe zusammengefasst, die bei Menschen die Stoffwechselstörung Porphyrie auslösen oder verstärken können. Dabei zählt die HPU zu den toxisch induzierbaren Porphyrien, d.h. zu der Art von Stoffwechselstörungen, die durch Gifte auslösbar sind.

Listen der porphyrinogenen Medikamente oder Substanzen finden Sie im Internet sowie Listen mit Medikamenten, die als sicher in einer akuten Porphyrieattacke gelten.

Deswegen muss man aber als von HPU Betroffener nicht gleich Angst vor jedem Medikament haben. Nicht selten werden sogenannte porphyrinogene Substanzen in guten Phasen toleriert. Schwierig wird es hingegen bei metabolischer oder klinischer Aktivierung, also in Stress- oder Krankheitsphasen. Die Reaktion auf die verschiedenen Arzneistoffe ist sehr unterschiedlich und zeigt die große Indivi-

### Porphyrie

Unter dem Begriff »Porphyrie« werden alle Stoffwechselstörungen zusammengefasst, die den Häm-Biosyntheseweg (also den Weg der Herstellung des Moleküls Häm) betreffen (wichtig für den roten Blutfarbstoff, die Muskulatur, die Entgiftung u. v. m.).

dualität der Antwortbereitschaft des Organismus auf einzelne Medikamente.

Man kann bestimmte Vorstufen von Häm im Urin und im Stuhl analysieren. Dadurch lässt sich herausfinden, ob der Organismus in einer akuten Phase steckt oder der Stoffwechsel die Störung gerade gut kompensieren kann. Wenn bei einer bestimmten Erkrankung ein wichtiges Medikament gegeben werden soll, dessen Wirkung auf den Porphyriestoffwechsel nicht bekannt ist, so wird folgendes Vorgehen empfohlen:

» *Vor der Gabe des Medikamentes werden Porphyrinvorläufer und Porphyrine im Urin bestimmt. Spätestens eine Woche nach Therapiebeginn muss eine Kontrolle der Porphyrinvorläufer (δ-Aminolävulinsäure und Porphobilinogen) und Porphyrine im Urin erfolgen. Eine fraglich-potenzielle porphyrinogene Wirkung des Arzneistoffs führt zu einer deutlich erhöhten Ausscheidung dieser Porphyrinbiosynthese-Parameter. In diesem Falle und/oder bei Auftreten klinischer Symptome ist der Arzneistoff sofort abzusetzen. Milde klinische Symptome können mit hochdosierter Zuckergabe (Glucoseinfusion), eine abdominal-neurologische Manifestation mit Hämarginat behandelt werden.* «

*Quelle: www.prima-eg.de (letzter Zugriff 22.03.2022)*

## Ausleitung und Entgiftung fördern

Voraussetzung für eine effiziente Entgiftung ist bei HPU-positiven Menschen der Ausgleich der Stoffwechselstörung selber. Über 300 Enzyme, die zum großen Teil auch an der Entgiftung beteiligt sind, werden von Zink und Vitamin $B_6$ aktiviert. Ein Mangel dieser beiden wichtigen Mikronährstoffe führt immer zu einer eingeschränkten Entgiftungsfähigkeit. Das ist die Basis einer jeden Ausleitungstherapie. Bei hoher Giftbelastung in der Vergangenheit oder Gegenwart kann es darüber hinaus hilfreich sein, die Ausscheidungsorgane zu unterstützen, also Leber, Niere und Darm. Bewährt haben sich hierbei Phytotherapeutika. Die einzellige Mikroalge Chlorella z. B. bindet Quecksilber, Schwermetalle und Chemikalien im Darm und entlastet so das System, allerdings nur dann, wenn die Alge selber »sauber« ist. Gewissheit geben hierbei nur Analysezertifikate. Verzichten Sie lieber auf preiswerte Produkte

## Medikamente, die bei einer akuten hepatischen Porphyrie als sicher gelten und damit angewendet werden können

| Medikamentengruppe | Wirkstoffe |
|---|---|
| Analgetika und NSAR | Azetaminophen, Acetylsalizylsäure, Kodein, Fentanyl, Morphin und Verwandte, Dihydrocodein, Paracetamol, Prednisolon, Ibuprofen |
| Antibiotika | Penicilline, Cephalosporine, Aminoglykoside, Tetrazyklin |
| Herz-Kreislauf-Mittel | Adrenalin, Atropin, Digitoxin, Metoprolol, Propranolol |
| Psychoaktive Medikamente und Sedativa | Chloralhydrat, Haloperidol, Lithium, Midazolam, Nortryptilin, Oxazepam, Paraldehyd, Promazin |
| Antihypertonika und Diuretika | Amilorid, Atenolol, Ethakrynsäure, Propranolol, Reserpin, Triamteren |
| Andere | Aciclovir, Atropin, Cimethidin, Dicumarol, Glukokortikoide, Heparin, Insulin, Neostigmin, Pethidin, Procain, Thyroxin, Chlorpromazin, Ranitidin, Omeprazol |

(Quelle: www.medicoconsult.de/wiki/Porphyrie, letzter Zugriff 22.03.2022. Ohne Gewähr; die Liste erhebt keinen Anspruch auf Vollständigkeit)

## Liste von Medikamenten, die bei einer akuten Porphyrieattacke nicht gegeben werden sollten

| Medikamentengruppe | Wirkstoffe |
|---|---|
| Analgetika und NSAR | Alle NSAR außer ASS, Diclofenac, Phenacetin, Phenylbutazon, Tilidin, Pentazocin, Tramadol, |
| Antimykotika | Chloramphenicol, Doxycyclin, Metronidazol, Sulfonamide, Griseofulvin |
| Herz-Kreislauf-Mittel | Amiodaron, Nifedipin, Verapamil |
| Psychoaktive Medikamente und Sedativa | Barbiturate, Diazepam, Meprobamat |
| Antihypertonika und Diuretika | Alpha-Methyldopa, Captopril, Clonidin, Furosemid, Hydralazin, Spironolacton, Thiazide |
| Andere | Ergotaminpräparate, Imipramin, Sulfonylharnstoffe, Theophyllin, Tolbutamid, Metamizol, zunächst allgemein alle neu zugelassenen Medikamente |

(Quelle: www.medicoconsult.de/wiki/Porphyrie, letzter Zugriff 22.03.2022. Ohne Gewähr; die Liste erhebt keinen Anspruch auf Vollständigkeit) aus dem Bio-Supermarkt, die Algen können stark belastet sein. Goldrute oder Bärlauch unterstützen die Niere während der Entgiftung. Für HPU-Patienten gibt es keine goldene Regel zur Ausleitung. Sie können sich mit dem Wunsch nach Entgiftung in therapeutische Hände begeben oder es selber versuchen. Wenn Sie die Mittel vertragen: wunderbar. Wenn nicht: nicht im Eigenversuch weitermachen.

Je nach Schwere der Erkrankung können auch Infusionstherapien hilfreich sein, sogenannte Chelat-Infusionen. Hierbei wird eine chemische Substanz (DMPS bzw. DMSA) injiziert, die es vermag, Schwermetalle zu binden und über die Niere auszuscheiden. Chelat-Therapien werden von Ärzten und Heilpraktikern angeboten.

## E-Smog

»Elektrosmog« oder »E-Smog« ist ein umgangssprachlicher Ausdruck für die Gesamtheit der elektrischen, magnetischen und elektromagnetischen Felder, von denen teilweise angenommen wird, dass sie (unerwünschte) biologische Wirkungen haben könnten.

Dr. Joachim Mutter, Umweltarzt und Autor verschiedener Bücher wie zum Beispiel »Gesund statt chronisch krank« oder »Lass dich nicht vergiften«, ist einer der größten Gegner der Mobilfunkindustrie. In Vorträgen, Seminaren und seinen Büchern erklärt er genau, warum Elektrosmog gesundheitliche Auswirkungen haben kann. Unabhängige Studien zeigen die gesundheitlichen Auswirkungen auf das biologische System. Studien, die zu einem anderen Schluss kommen, wurden in der Regel von der Mobilfunkindustrie in Auftrag gegeben. An dieser Stelle soll allerdings nicht die durchaus konträr geführte Diskussion zwischen Mobilfunkgegnern und Befürwortern aufgegriffen werden. Handys, Bluetooth, WLAN etc. sind aus unserer modernen Welt nicht mehr wegzudenken. Wir, als Kollektiv, wollen damit leben. Einzelne Individuen haben dadurch allerdings große gesundheitliche Probleme. Damit verbundene Fragen sind: Wie können wir uns schützen? Reagiert unter Umständen der HPUler besonders sensibel? Patienten, die mit Symptomen auf Elektrosmog reagieren, findet man in der Regel nicht in normalen Arztpraxen. Sie werden oft nicht verstanden oder es wird eine psychosomatische Diagnose gestellt. Sie suchen daher eher umweltmedizinische Praxen auf.

### E-Smog und Histaminose

In meiner Praxis sehe ich bei Patienten, die unter Elektrosmog leiden, einen Zusammenhang mit einer Histaminose, also einem Histaminproblem, autoimmunen Schilddrüsenerkrankungen oder chronischen Infektionen. Die Behandlung der zugrundeliegenden Ursache verbessert in der Regel auch die extreme Empfindlichkeit gegen elektronische Geräte oder Funk. Nichtsdestotrotz sollten wir uns vor den schädlichen Einflüssen von Elektrosmog schützen. Vor allem der Schlafraum oder der Schlafbereich sollte frei von Strahlung sein. Hilfe hierzu bekommen Sie von guten Baubiologen. Es gibt zahlreiche Maßnahmen, die man anwenden kann. Ich persönlich sehe keinen Sinn darin, mich bzw. mein Zuhause komplett von der Außenwelt abzutrennen, indem ich Abschirmfolien oder Abschirmungsgardinen etc. verwende. Allerdings kommt es auch mit darauf an, wie viel Strahlung in die Wohnung oder das Haus eindringt. Alternativen zu Abschirmungsmaßnahmen sehe ich in der Verwendung von Systemen, die die Ionisation der Luft wiederherstellen. Hierfür gibt es zahlreiche Anbieter (Adressen, Seite 154).

### Auswirkungen auf den Melatoninspiegel

Ich halte mich nicht für extrem elektrosensibel, dennoch kann ich die Auswirkungen an meinem Körper spüren, zum Beispiel immer dann, wenn ich in verstrahlten Regionen schlafen will. In Hotels, die inzwischen alle WLAN haben, kann der Schlaf eines sensiblen Menschen sehr gestört sein. Es kommt zu Ein- und Durchschlafstörungen. Das liegt daran, dass elektromagnetische Felder und Frequenzen wie z. B. WLAN den Melatoninspiegel in kürzester Zeit drastisch absenken. Auch hier, also im Hotel, können Systeme, die Elektrosmog entstören und die Luft-Ionisation verbessern, sehr hilfreich sein. Des Weiteren kann man Nahrungsergänzungsmittel einnehmen, die die Melatoninbildung fördern oder den Melatoninspiegel anheben.

Neben dem Absenken des Melatoninspiegels hat Elektrosmog auch noch weitere Auswirkungen auf das biologische System. WLAN zum Beispiel pulst in Herzfrequenz. Man kann also sagen, dass Elektrosmog ein Dauerstressor ist.

HPU-Patienten leiden überdurchschnittlich häufig unter einem niedrigen Serotoninspiegel. Das führt nicht nur zu depressiven Verstimmungen in dieser Patientengruppe, sondern kann auch zu Schlafstörungen führen, da Serotonin bei Dunkelheit in Melatonin umgewandelt wird. Wenig Serotonin bedeutet also auch wenig Melatonin. Wenn dann noch E-Smog dazukommt, heißt das noch weniger Melatonin und damit noch mehr Schlafstörungen.

## Schlafentzug

Ein guter und erholsamer Schlaf ist für alle Menschen gleichermaßen wichtig. Interessanterweise brauchen aber nicht alle Menschen gleich viel Schlaf. So gibt es z. B. je nach Alter Unterschiede der Schlafgewohnheiten. Säuglinge schlafen in der Regel ausgesprochen viel, junge Erwachsene können auch noch viel Schlaf gebrauchen, ältere Menschen hingegen sind zum Teil wahre Bettflüchter. Schlafen ist eine wesentliche oder eigentlich die entscheidende Maßnahme des Körpers, um Stress abzubauen. Im Schlaf wird der Parasympathikus, unser autonomes Nervensystem, aktiv, das unsere Regenerations- und Reparaturprozesse steuert. Die Atmung und der Herzschlag verlangsamen sich, die Verdauung wird gefördert, Ausscheidung und Entgiftung angeregt. Und auch der Geist hat während des Schlafes die Möglichkeit, zu sortieren und zu »verdauen«.

Wir alle träumen, ob wir uns nun morgens daran erinnern oder nicht, aber die sogenannten REM-Schlafphasen sorgen dafür, dass wir uns noch einmal mit Erlebtem auseinandersetzen. Gut ist natürlich, wenn wir uns an diese wichtige Tätigkeit unseres Gehirns im Wachzustand zumindest noch teilweise erinnern, denn dann haben wir die Möglichkeit, die Dinge auch bewusst zu verarbeiten. Das ist für unsere Psyche und die Psychohygiene nicht unwichtig. Der HPUler hat aufgrund von Mikronährstoffmängeln oftmals keine oder nur wenig Traumerinnerung. Nach meiner Erfahrung suchen überdurchschnittlich viele HPU-Patienten Psychotherapeuten auf und versuchen auf diese Art und Weise, Erlebtes zu verarbeiten oder mit ihren Ängsten umzugehen.

## Das Schlafhormon Melatonin

Ein- oder Durchschlafstörungen kommen bei HPU-Patienten sehr häufig vor. Grund dafür kann eine erkannte oder unerkannte Schilddrüsen- oder Nebennierenstörung sein. Auch ein Mangel an dem Schlafhormon Melatonin kann Schlafstörungen verursachen.

Tryptophan ist ein Eiweißbaustein, aus dem das Schlafhormon Melatonin hergestellt wird. Patienten mit Fruktosemalabsorption weisen neben Zinkmangel auch einen Tryptophanmangel als Folge von Fehlgärungen im Darm auf. HPU wiederum fördert durch den Zinkmangel und durch Schilddrüsenstörungen die Fruktosemalabsorption. Es handelt sich dabei also um eine Art Teufelskreis: Das eine bedingt das andere.

Ein weiterer Grund für Ein- oder Durchschlafstörungen können Histaminprobleme sein. Probleme im Histaminstoffwechsel kommen bei HPUlern ebenfalls überdurchschnittlich häufig vor. Aufgrund des verschobenen Zink-Kupfer-Verhältnisses kann es oftmals zu einem erniedrigten Histaminspiegel kommen (sogenannte Histapenie). Diese Form der Histaminose – darunter versteht man sowohl einen zu niedrigen als auch einen zu hohen Histaminspiegel (Histadelie) – ist in Deutschland weitgehend unbekannt. Deswegen können ihn deutsche Labore auch nicht zuordnen. Zahlreichen Histaminpatienten wird erzählt, sie hätten kein Histaminproblem, obwohl sie die Auswirkungen davon täglich spüren.

Sowohl ein generell zu hoher als auch ein generell zu niedriger Histaminspiegel verursachen Probleme im Histaminstoffwechsel. Wird dann doch zu viel Histamin z. B. im Darm durch Dysbiose gebildet oder durch die Nahrung aufgenommen, kann das u. a. zu massiven Schlafstörungen führen.

### Schlafstörungen und HPU

Schlafstörungen oder gar Schlafentzug bedeuten für den Körper massiven Stress. Blutdruck und Herzfrequenz werden höher. Wichtige »Reparaturmaßnahmen« während des Schlafes werden nur unzureichend durchgeführt. Erschöpfung, Dauermüdigkeit und Krankheit sind die Folgen.

Ein guter und erholsamer Schlaf ist mit das Wichtigste für einen gesunden Stoffwechsel und Körper. Da der HPUler sehr stresslabil ist, reagiert er besonders empfindlich auf Schlafstörungen oder Schlafentzug. Schichtarbeit ist für diese Patientengruppe in der Regel kaum möglich.

Auf jeden Fall ist eine klare Diagnose, also Ursachenfindung, sehr hilfreich. Dazu sind HPU-spezifische Labortest, die oben bereits beschrieben wurden, wichtig.

Frau M., 65 Jahre alt

## Hashimoto, Vitiligo, Depression, Schlafstörung

» *Die Patientin kommt zu mir in die Praxis und klagt über Ein- und Durchschlafstörung und ist depressiv, was ich im Gesprächsverlauf bestätigen kann. Sie hat eine Autoimmunerkrankung der Schilddrüse (Hashimoto) und der Haut (Vitiligo) und nimmt täglich L-Thyroxin 75 µg ein. Dabei hat sie einen TSH-Wert von 1,4, schulmedizinisch liegen alle Werte im Normbereich. Ihre Beschwerden seien nicht zu erklären und sie solle doch ein Psychopharmakon einnehmen, raten die Ärzte. Wir führen eine Urinuntersuchung durch und lassen die Schilddrüsenhormone T3 und T4 im Labor KEAC analysieren. Das Ergebnis: Sie hat zu wenig T4, obwohl sie doch 75 µg L-Thyroxin (T4) einnimmt und alle Blutwerte im Normbereich sind. Die Patientin nimmt daraufhin nur wenige Mikrogramm mehr am Tag ein (88 µg) und »das Licht geht innerlich wieder an«. Sie schläft sehr viel besser und ist wieder freudvoll, glücklich und dankbar. Ich bin es auch, denn es macht Freude, wenn Probleme so einfach zu lösen sind.* «

Das Beispiel zeigt, wie wichtig eine gute Einstellung der Medikation bei Schilddrüsenstörungen ist. Ist diese genau angepasst, schlafen die Patienten deutlich besser.

Was der Patient selber für einen besseren und erholsameren Schlaf tun kann, sind folgende Maßnahmen:

E-Smog-Freiheit im Schlafbereich haben wir bereits erörtert (im Abschnitt »E-Smog«, Seite 80). Um die Melatoninbildung zu fördern, kann man Magnesium einnehmen und die aktive Form der Aminosäure Tryptophan, das 5-Hydroxytryptophan (5HTP). Es ist in der Pflanze Griffonia enthalten, die unter diesem Namen im Handel erhältlich ist. (Aber Vorsicht: Sollten Sie Serotoninwiederaufnahmehemmer einnehmen, dann nie in Eigenmedikation Griffonia oder Tryptophan zusätzlich einnehmen, sondern nur unter therapeutischer Aufsicht!) Sowohl Magnesium als auch 5HTP fördern das Ein- und Durchschlafen.

Frau T., 38 Jahre alt

## Herzrasen, Gedankenkreisen, Einschlafstörung

» *Frau T. kommt zu mir in die Praxis und klagt über Dauermüdigkeit tagsüber und massive Einschlafprobleme am Abend. Tagsüber falle es ihr schwer, sich zu konzentrieren, weil Sie gefühlt die Nacht kaum geschlafen habe. Sie würde abends plötzlich hellwach im Bett liegen, die Gedanken kämen nicht zur Ruhe, es wäre, als würden die Worte in ihrem Kopf hin und her flitzen. Gerade, wenn sie am Einschlafen sei, würde sie vom kleinsten Geräusch wieder erschreckt hochfahren. Der Puls ginge schnell, sie beschreibt es als das Gefühl von Herzrasen. Nach positivem HPU-Test eruieren wir ihren Speiseplan und stoßen auf aufgewärmtes Essen am Abend. Der Verdacht einer Histaminunverträglichkeit liegt nahe. Und tatsächlich, der Laborbefund bestätigt es: Frau T. hat einen sehr niedrigen Histaminspiegel, eine sog. Histapenie. In solch einem Fall ist die Rezeptordichte für Histamin massiv erhöht und der Betroffene reagiert auf Histamin empfindlicher als andere Menschen ohne HPU und ohne Histaminproblem. Ich bitte Frau T. abends frisch zu kochen oder histaminhaltige Speisen zu meiden. Außerdem heben wir mithilfe der HPU-Therapie den Histaminspiegel sanft an. Beides trägt Früchte. Nach kurzer Zeit schläft Frau T. nicht nur gut ein, sondern auch tief und erholsam durch und kann ausgeruht und fit in den Tag starten.* «

Doch was ist nun zu tun, wenn Sie etwas Histaminreiches gegessen haben und unter einer Störung im Histaminstoffwechsel leiden? Egal ob der Histaminspiegel generell zu hoch oder zu niedrig ist, die Auswirkung auf den Stoffwechsel bei einem Histaminproblem ist die gleiche: Wenn man aufgrund von Histamin nicht schlafen kann, ist man hellwach, unglaublich aktiv im Kopf und kann vor lauter Gedanken im Kopf nicht zur Ruhe kommen. Am besten steht man dann auf und macht etwas Sinnvolles, denn an Schlaf und Erholung ist nicht zu denken. Doch es gibt eine Möglichkeit, den Histaminspiegel kurzfristig zu senken: Calciumglukonat oder Calciumchelat zusammen mit Vitamin C oder ein Antihistaminikum einnehmen.

## Was noch hilft

Und wenn alles nicht hilft: locker bleiben. Es nützt nichts, wenn man sich selber noch zusätzlich stresst. Wenn Sorgen Sie quälen und deswegen abends im Bett Ihre Gedanken kreisen, dann können verschiedene pflanzliche Beruhigungsmittel helfen, wie z. B. Passionsblume, Baldrian etc. Probieren Sie verschiedene aus und schauen Sie, welches zu Ihnen passt. Oder lösen Sie Ihre Probleme mit Hilfe der HPU-Selbstcoachingtechniken. Wenn Sie eigenverantwortlich ihr Leben steuern und tagsüber die für Sie wichtigen Vorbereitungen zur Erfüllung Ihrer Aufgaben oder für die Durchführung Ihrer selbst gesteckten Ziele treffen, fühlen sie sich weniger ausgeliefert. Das macht einen Riesenunterschied, was den mentalen Zustand und damit auch die Voraussetzungen für einen erholsamen Schlaf betrifft.

# Stressverstärker erkennen

Mit der Stoffwechselstörung HPU gehen einige typische Charaktereigenschaften einher, auf die wir in diesem Kapitel genauer eingehen werden.

Für den HPU-positiven Menschen wurden einige Charakterzüge beschrieben, die man als selbst Betroffener wohl nur zum Teil unterschreiben möchte.

## Wir sind besonders

Die folgende Liste trifft in ihrer Ganzheit natürlich nicht auf jeden zu, aber doch auf die meisten von dieser Stoffwechselstörung Betroffenen.
Der HPUler ist in der Regel:

- perfektionistisch
- ängstlich
- manipulierend
- überbesorgt
- kontrollierend
- ungeduldig
- impulsiv
- gesellig
- vergesslich

Autsch, das tat weh. Viel lieber sehen wir uns doch als besonders empathische Menschen, die Ausstrahlung besitzen, geduldig und spontan sind. Dem gegenüber haben HPU-Patienten aber andere Formen der Wahrnehmung und des Verstehens. Keiner beschreibt die besondere Gehirnstruktur besser als Dr. med Hannes Kapuste vom Institut für Ausbildungsforschung auf der Internetseite »Kryptopyrrolurie und die Behandlung« (siehe Service, Seite 154).

Zusammengefasst kann man danach sagen, der HPUler:

- besitzt eine besondere Gehirnstruktur,
- besitzt ein ausgeprägtes analytisches Denkvermögen,
- vermag komplexe Zusammenhänge leicht zu klären,
- hat eine hohe moralische Instanz,
- ist eloquent und sprachbegabt.

Das Stellen von Zwischenfragen oder das konkrete Nachfragen fördert beim HPUler die Sprachentwicklung. Oftmals sind diese Menschen in der Tat sehr eloquent und sprachbegabt. Aufgrund des eher ängstlichen Charakters lernt der HPUler früh, Mitmenschen gut einzuschätzen. Es ist wichtig zu wissen, wem man trauen kann und wem nicht. So hat der HPUler in der Regel eine hohe emotionale Intelligenz (EQ). Außerdem wird das logische Denken in der Entwicklung durch die besondere Gehirnstruktur gefördert. Recherchiert man im Internet, so werden die Themen Hochbegabung und HPU immer wieder gerne zusammen genannt.

Zunächst wollen wir uns nun aber mit den Schwierigkeiten beschäftigen, mit denen sich HPUler immer wieder konfrontiert sehen.

## Ängstlichkeit und Kontrollbedürfnis

Wie Kapuste erläutert, kann es aufgrund des Vitamin-$B_6$-Mangels bei HPU-Patienten leicht zu Ängsten kommen. Diese Ängstlichkeit führt meiner Meinung nach zu einem erhöhten Sicherheitsbedürfnis dieser Menschen. Die wenigsten HPUler sind besonders risikofreudig. Vielmehr versuchen sie alles und jeden in ihrem Umfeld zu kontrollieren. Denn Kontrolle schafft das Gefühl von Sicherheit (auch wenn es letztendlich eine Illusion ist).
So kommt es auch dazu, dass der HPUler durchaus versucht, seine Mitmenschen zu manipulieren. Zum einem aus dem Bedürfnis nach Sicherheit und Kontrolle, zum anderen aber auch aus dem Wunsch heraus, andere z. B. nicht zu verärgern. Denn auch das könnte einen Kontrollverlust oder Verlust von Sicherheit bedeuten.

Natürlich machen sich viele HPUler aufgrund ihres ängstlichen Charakters viele Sorgen. Um sich, um andere, um das Wetter, das Weltklima, die Eisbären am Nordpol etc. Ob das Problem real oder irreal ist, ist dabei egal. Das Gehirn kann das nicht unterscheiden und so machen diese Sorgen und großen und kleinen Nöte natürlich jede Menge Stress.

## Perfektionismus

Perfektionismus bedeutet beim HPUler nicht zwangslaufig, dass er immer ordentlich ist und alles aufgeräumt hält. Es gibt richtige Messies unter den Perfektionisten. Diese unterscheiden lediglich, was aktuell wichtig ist und was nicht. Das bedeutet nicht, dass sie in ihrem Tun nicht alles richtig machen wollen, also eigentlich superperfektionistisch sind. Auch der Perfektionismus entspringt letztendlich aus dem Bedürfnis nach Sicherheit und entsteht aufgrund der ängstlichen Charakterstruktur. Haben Sie verstanden, warum? Nur wenn ich etwas perfekt mache, kann ich sicher sein, dass es richtig ist.

## Ungeduld

Auch die Themen Ungeduld und Impulsivität sind für den HPUler von Bedeutung. Warum? Weil der HPUler als Kontrollfreak, aus lauter Ängstlichkeit und durch sein Bedürfnis nach Sicherheit alles gerne schon perfekt hat oder ist. Denn alles Prozesshafte (Lebendige, Dynamische) birgt ja schon wieder Risiken oder Variablen in sich, die der HPUler nicht voraussehen kann. Das verursacht Unsicherheit und eventuelle Angst. Er ist also ungeduldig und wenn etwas so läuft, wie man es sich eben nicht vorgestellt hat, dann kann man auch mal impulsiv werden. Vor allem Frauen wird dann häufig Zickigkeit unterstellt.

## Leicht aufgeben

So sind wir nun mal. Ist das so? Viele Leser werden sich in diesen Zeilen wohl wiederfinden und vielleicht auch resignieren und denken: Okay, dann haben wir das ja geklärt. Jetzt weiß ich sogar, wo mein Verhalten herkommt und dass es mit der Stoffwechselstörung zu tun hat. Da kann man sowieso nichts machen.

Und da haben wir schon den nächsten Punkt: leicht aufgeben! Denn lieber finde ich mich schnell mit einer Sache ab, als dass ich mich auf den Veränderungsprozess mit seinen tausend Variablen einlasse, bei dem am Ende vielleicht doch nichts rauskommt. Ist eigentlich eine Verweigerungshaltung oder das Aufgeben, bevor etwas überhaupt angefangen hat, auch eine Form des Perfektionismus?

### Was lohnt sich doch?

Damit hängt auch die leicht depressive Charakterstruktur des HPUlers zusammen. Nach dem Motto: Es lohnt sich ja doch nicht. Aber so vieles lohnt sich eben doch. So vieles, was wir noch nicht einmal ansatzweise erahnen – jenseits unserer Vorstellungskraft.

Aufgrund dieser besonderen Charakterstruktur (Stress vermeiden, ängstlich besorgt sein, hohes Bedürfnis nach Sicherheit haben) kommt es überdurchschnittlich häufig dazu, dass der HPUler Dinge anfängt und nicht zu Ende führt. Das sieht man dann z. B. in Lebensläufen. Ein oder mehrere Ausbildungen wurden angefangen und abgebrochen. Denn immer dann, wenn es stressig wird oder die Konkurrenz hoch ist, wenn Prüfungen anstehen oder was auch immer, ist es für den Menschen schwer, sich der Angst

## Was löst Stress aus?

Das Gehirn kann per se nicht zwischen Real und Irreal unterscheiden. Das heißt konkret: Egal, ob Sie tatsächlich vor einem Tiger fliehen oder eine Alien-Invasion im Fernsehen sehen – die Nebenniere produziert Stresshormone. Und auch, ob Sie eine schlimme Erfahrung gerade gemacht haben oder ob Sie sich diese in Gedanken nur immer wieder vorstellen: Es kommt zur Ausschüttung von Stresshormonen. Deswegen ist es sehr wichtig, dass Sie Ihre innere Welt verstehen und Ihre Gedanken zu steuern lernen, damit Sie den inneren Stresspegel reduzieren können.

zu stellen und Strategien zu entwickeln, damit besser umzugehen. Aufgeben ist viel leichter und man fühlt sich sofort innerlich ruhiger, weil der Stress nachlässt oder ganz weg ist.

**Das Pippilotta-Syndrom**

Doch ein fader Beigeschmack bleibt. Insgeheim weiß man schon, dass man so nicht weiterkommt und dass es auch andere Alternativen als Aufgeben gibt. Das läuft in der Regel aber eher unbewusst ab. Denn man kann ja gute Gründe finden (bzw. sich selbst eine schöne Geschichte erzählen), warum man das genau tun musste und warum es letztendlich besser so ist. Ich nenne das – frei nach Pippi Langstrumpf – das Pippilotta-Syndrom.

Ja, wir erzählen uns permanent Geschichten und glauben sie uns selbst. Dabei sind wir mindestens so fantasiereich wie die kleine Madame aus dem Kinderbuch. Nur ist es nicht so lustig. Woran erkennen wir, wenn das Pippilotta-Syndrom bei uns zuschlägt? Man kann sich dann beim Geschichtenerzählen ertappen, wenn man versucht, andere von seinen Gründen zu überzeugen.

Sie können lernen, Ihr Denken zu überprüfen. Das ist nicht schwer. In »Überprüfe deine Gedanken« zeige ich Ihnen, wie das geht.

Wir können zusammenfassend sagen, dass die Stoffwechselstörung HPU eine erhöhte Angstbereitschaft mit sich bringt, die den betroffenen Patienten dazu veranlasst, nach Sicherheit und Kontrolle zu streben. Gleichzeitig fördern »Energielöcher«, die durch einen Mangel an dem ubiquitären Moleküls Häm in diesem besonderen Stoffwechsel auftreten können, nicht gerade das Durchhaltevermögen der betroffenen Menschen.

# Interview

mit Klaus Steinborn, Psychoanalytiker, psychologischer Psychotherapeut, Coach und HPU-Guide-Mitbegründer

**Ritter:** Siehst du Unterschiede in der Behandlung von Patienten alleine mit Psychotherapie bzw. in der Kombination von Psychotherapie mit Mikronährstoffmedizin? Gilt dieser Unterschied auch für Coaching bei HPU-Klienten?

**Steinborn:** Die Mikronährstoffmedizin macht Sinn, um Körper und Geist gesünder zu machen oder die Gesundheit zu erhalten. Diese Hilfe ist wichtig für Patienten und HPU-Klienten gleichermaßen. Mikronährstofftherapie bei HPU-Coaching – oder HPU-Guiding, wie wir es nennen – bereitet den Boden für erfolgreiches Arbeiten.

Stimmungen, Gedanken und Gefühle hängen auch von unserer Biochemie ab.
Ich stelle zu Beginn eines Coachings Fragen zu wichtigen Lebensbereichen, um den Klienten besser kennenzulernen. Ich versuche, möglichst viele Ebenen zu überprüfen, nachzufragen, Zusammenhänge zu erkennen und danach die passenden Methoden und Techniken im HPU-Guiding bereitzustellen. Dazu gehören immer Fragen zur Mikronährstofftherapie.

**Ritter:** Welchen Stellenwert hat für dich die Stoffwechselstörung HPU in deinen beruflichen Tätigkeiten?

**Steinborn:** Die Beachtung und Behandlung der HPU hat einen sehr hohen Stellenwert für mich. Ich habe in den letzten Jahren sehr viele Beispiele erlebt, wie unter HPU nicht nur körperlich, sondern auch in der Seele und im Geist starke Störungen entstehen können. Verhelfen wir aber dem Stoffwechsel und damit sehr vielen körperlichen Abläufen zur Normalisierung, versorgen wir den Körper mit dem, was er braucht und was ihm nützt, dann können sich für jede einzelne Zelle und für den ganzen Menschen wieder Glück und Gesundheit einstellen. Wir schaffen so eine Grundlage, auf der sich mit fachlicher Hilfe gut weiterarbeiten lässt. Es geht uns gut, wenn wir wieder richtig lieben, arbeiten und genießen können und Freude am Leben haben.

**Ritter:** Wie hoch schätzt du den Anteil von HPU-Patienten in deiner Praxis?

**Steinborn:** Ich schätze, dass etwa zwei Drittel aller weiblichen Patienten die Stoffwechselstörung haben. Es gibt Erfahrungswerte. Nach den ersten Gesprächen biete ich im fraglichen Falle zunächst die Durchführung eines kleinen Fragebogentests zur HPU an. Bei positivem Ergebnis empfiehlt sich dann der eigentliche Urin-Test auf HPU.

**Ritter:** Was kannst du dem gestressten Menschen zum Thema Ängste und Unsicherheiten sagen?

**Steinborn:** Stress und Ängste können viele verschiedene Ursachen haben. Beim Thema HPU allerdings liegt ganz klar eine körperlich bedingte Bereitschaft für diese Reaktionen vor. Es gibt eine Neigung zu Angst und eine verminderte Fähigkeit, aufkommenden Stress zu managen und aufzulösen. Stress hängt sowieso eng mit Ängstlichkeit oder Unsicherheit zusammen. Unter Stress passieren uns eher Fehler, wir sind einfach nicht wirklich da. Es fehlen uns Aufmerksamkeit, Achtsamkeit und Präsenz. Unter Druck passen wir nicht richtig auf. Stress führt zu Angst.

**Ritter:** Welche Empfehlungen zum Stressabbau gibst du?

**Steinborn:** Ein großer Teil von Stress wird durch Gedanken aufrechterhalten oder sogar verstärkt. Das Denken wird eng, es entstehen starke emotionale Impulse. Unter Stress können wir uns nicht mehr richtig steuern, gleiten oft ab in zerstörerische Denk- und Verhaltensweisen. Wir schätzen Situationen falsch ein oder überziehen die Reaktionen darauf. Wenn wir uns unter Druck und Stress fühlen, unterlaufen uns oft gravierende Fehler. Auch viele Unfälle im täglichen Leben entstehen aufgrund von Stress und innerem Druck.

Zu uns selbst und zur aktuellen Stresssituation sollten wir deshalb in eine wohlwollende und beobachtende Distanz gehen. Wir stellen uns dann Fragen: Was geschieht jetzt eigentlich wirklich? Muss das jetzt so sein? Entspricht die gefühlte innere Not der Wahrheit? Was denke ich gerade und warum? Unsere Gedanken lösen Gefühle aus. Und damit auch Stress, wenn es die negativen Gedanken sind. Im Coaching entwickeln wir ein diszipliniertes Denken mit positiven Effekten, aktiv und selbst von uns gesteuert.

Eine andere ist die körperliche Möglichkeit, über Bewegung und angemessene Belastung Energie abzuführen. Sport, körperliche Arbeit, Licht und Luft helfen der inneren Regulierung. Regelmäßiges Training hält den Körper fit. Mit Klarheit, Energie und Kreativität managen wir Stress gut.

**Ritter:** Thema Prävention: Was kann ich als Patient oder als HPU-Klient tun, um nicht in die Spirale aus Stress und Krankheit zu geraten?

**Steinborn:** Seelischer und geistiger Stress kann bewusst bemerkt und erkannt werden. Gerade im Coaching erlernen Klienten, sich zu hinterfragen und gute Antworten auf Stress zu finden.

Aufkommender physiologischer Stress, körperliche Missempfindungen und der Stress in der Zelle werden genau angesehen. Dazu gehören die Erkenntnis und die Einsicht, dass prinzipiell alle Organe unter Stress geraten können. Wir müssen das ernst nehmen und nach Diagnostik und medizinischer Hilfe fragen.

Gleichzeitig sollten wir unsere Lebensgewohnheiten überprüfen, einschließlich der Ernährung. Welchen Mangelzuständen und Vergiftungen bin ich ausgesetzt? Diese führen zu Krankheit. Oder wie sorge ich für einen gesunden Darm? Im Darm beginnt die Gesundheit. Wir sollten dafür sorgen, dass unsere Mitbewohner, mehr als zwei Kilogramm Bakterien im Darm, unser Immunsystem am Laufen halten.

**Ritter:** Bei welchen Indikationen zu Psychotherapie liegt HPU häufig nahe?

**Steinborn:** Bei den meisten Formen der Depression liegt auch eine HPU nahe, selbst wenn neurosenpsychologisch eindeutige diagnostische Befunde vorliegen, einschließlich typischer Situationen und Reaktionen aus der Lebensgeschichte. Es kann bei Depression als seelischer Erkrankung auch um ein Mitwirken der HPU gehen, die vielleicht sogar einen ursächlich krank machenden Einfluss hat.

Bei Depressionen finden sich ängstliche Niedergeschlagenheit, Verlust der Freude am Leben, Versagensängste, Überforderungen, Leistungsabfall, Konzentrationsstörungen, Schlafstörungen, Partnerkonflikte und familiäre Probleme, Stimmungen der Hoffnungslosigkeit, Hilflosigkeit. Viele Patienten meinen, ihnen würden »alle Felle davonschwimmen«. Bei vielen Diagnosen findet sich auch der Stress mit seinen negativen Auswirkungen wieder.

**Ritter:** Warum liegen Stress und psychische Erkrankungen so nahe beisammen?

**Steinborn:** Je mehr Stress wir erleiden, umso höher steigt die Wahrscheinlichkeit einer psychischen Erkrankung. HPU führt zu mehr Stress, und bei ansteigenden Belastungen löst die Kombination mit Stress vermehrt psychische Erkrankungen aus. Stress ist oft ursächlich für die Entwicklung psychischer Krankheiten.

**Ritter:** Hast du bevorzugte Methoden und Techniken bei HPU-Klienten für die Verbesserung der Eigensteuerung von Stress?

**Steinborn:** Gezieltes Coaching im Rahmen des HPU-Guidings führt zu gelungener Selbsthilfe. Selbststeuerungsfähigkeiten sollten daher zu Beginn bereits vorhanden/erworben sein. Es werden Anleitung und Hilfe geboten bei der Entwicklung von Strategien zur Problemlösung. Vorhandene Kompetenzen werden unterstützt. Richtungweisendes Denken führt zu erfolgreicher Selbststeuerung. Durch gezielte Prozesse wird die Persönlichkeit gefördert. Orientierung an den Ressourcen heißt, die guten Möglichkeiten des Klienten auszuschöpfen und für ein glücklicheres Lebenzu nutzen. Darauf kommt es eben an: die Umsetzung der persönlichen Ziele, ganz praktisch und wirklichkeitsnah, konkret und auf den aktuellen Alltag bezogen. Die Arbeit als HPU-Guide geschieht mit einem guten Wissen um die möglichen

Folgen der HPU-Störung und deren Ursachen. Ein gutes HPU-Management verhilft zur Work-Life-Balance.

Der HPU-Klient hat erfahren, dass er viele Situationen im Leben nicht mehr alleine meistern kann. Er hat den Glauben an die Kontrolle und die Steuerung seines eigenen Lebens verloren. Manche glauben, sich nicht mehr selbst helfen zu können. Im Coaching sind die Selbststeuerungen schnell wieder zu festigen und einzuüben. Den Klienten wird geholfen, die volle Verantwortung für ihr Leben zu übernehmen und den Sinn im eigenen Leben zu finden.

Ich setze Methoden ein zur Erhöhung des eigenen Kompetenzgefühls. Wir erreichen, dass der Klient wieder an sich glaubt. Übungen zur Erhöhung der Selbstdistanz verhelfen zur kritischen positiven Betrachtung der Situation und zu besseren Lösungsansätzen. Das bewusste Erkennen des eigenen Denkens und das Hinterfragen der Glaubenssätze führen zur Erhellung und zum Erkennen der negativen Erinnerungsschleifen, in denen man sich gefangen fühlen kann. Wir erarbeiten Klarheit, eine neue Ordnung im Kopf.

Die Klienten entwickeln persönliche und konkrete Ziele. Über Ziele, Aufgaben, Verantwortung und Engagement entwickelt sich das Gefühl von Sinn im eigenen Leben.

**Ritter:** Gibt es für dich einen Zusammenhang zwischen HPU und Stress erhöhenden Glaubenssätzen?

**Steinborn:** Die HPU ist nach meinem Verständnis sogar eine Ursache für stressige Glaubenssätze. Der ganze Körper steht unter innerer Spannung, die Zellen und der Stoffwechsel sind im Stress. Da ist es kein Wunder, wenn sich im Denken und im Glauben an die eigenen Gedanken der Stress fortsetzt und im Verhalten sichtbar wird. Es gilt der Effekt des rückwirkenden Systems. Gedanken machen Gefühle, aber Empfindungen und Zustände des Körpers machen auch wieder Gedanken und Stimmungen. So kann sich Stress hochschaukeln.

**Ritter:** Was ist eigentlich das »Besondere« bei einem Patienten oder Klienten mit HPU-Befund?

**Steinborn:** Die HPU als Störung des Stoffwechsels ist Ursache für so viele andere Störungen. Und daher ist eine Ursachen-Erklärung oft sehr hilfreich im Sinne von Entspannung und Hoffnung. Der Klient kann sich viele Probleme neu erklären und muss sich nicht selbst beschuldigen als Verursacher der eigenen Schwierigkeiten.

Wenn sich der Körper wieder stabilisiert und ein Stressmanagement erlernt werden kann, dann sind die Aussichten sehr gut für eine Besserung auf jeder Ebene. Wer in ein Coaching geht, will direkt und gezielt mehr Verantwortung für das eigene Leben übernehmen und die Steuerung wieder für ein Leben mit Liebe, Gesundheit und Erfolg in der Hand haben.

# Bei sich selbst ankommen

**Wir sind den physiologischen und psychischen Folgen von HPU nicht hilflos ausgeliefert. Durch Selbstcoaching können Sie zu mehr Glück und Zufriedenheit gelangen.**

Nun mögen Sie sich fragen, warum eine gezielte Versorgung mit Mikronährstoffen zum Ausgleich der HPU nicht ausreicht. Wofür braucht es zusätzlich noch Coaching-Tools? Der HPUler ist Meister darin, Glaubenssätze zu entwickeln, die ihn selber sabotieren. »Der Körper muss das alles auch alleine können« wäre beispielsweise so ein Satz oder: »Das nützt doch eh alles nichts« oder »Das ist doch wissenschaftlich überhaupt nicht anerkannt«.

Wenn Sie verstanden haben, dass solche Glaubenssätze nicht zum selbstverantwortlichen Handeln führen, dann können Sie anfangen zu arbeiten und darangehen, die Kontrolle über Ihre Gedanken und Gefühle zu übernehmen. Ziel ist es, dass Sie in dieser Welt, Ihrer inneren Welt und der Welt da draußen, besser alleine klarkommen.

In diesem Kapitel möchte ich Ihnen eine Auswahl von einfachen Möglichkeiten oder Werkzeugen an die Hand geben, die mir selber geholfen haben und die ich bei meinen Patienten in der Praxis mit Erfolg anwende.

» *Persönlichkeiten werden nicht durch schöne Reden geformt, sondern durch Arbeit und eigene Leistung.* «
*Albert Einstein*

Derjenige, der bereit ist, sich selbst zuerst an der Klagemauer wahrzunehmen und dann an sich und seinem Charakter zu arbeiten, hat gute Chancen auf ein erfülltes und zufriedenes Leben.

## Wachstum macht uns glücklich

Ich möchte, dass Sie zum Visionär und Langstreckenläufer werden. Dass Sie ihren Perfektionismus an den Nagel hängen und verstehen, dass man im Leben Fehler machen »muss«, um zu wachsen und zu reifen. Und dass man sich nicht entwickelt und nicht wächst, wenn man ständig auf der Bremse steht und sich aus lauter Vorsicht und Angst nicht bewegen will. Doch Wachstum ist letztendlich das, was uns erfüllt und glücklich macht. Nichts wird ihnen in ihrem Leben so viel Zufriedenheit schenken wie Wachstum und der Beitrag zum sozialen Leben, also für andere da zu sein. So sind wir Menschen nun mal angelegt. Es ist also mehr als wichtig, dass sie ihr Schneckenhaus verlassen und losgehen und dabei jede Menge Fehler machen dürfen. Ich erlaube es Ihnen hiermit. Probieren Sie es aus. Es ist tatsächlich leichter, als Sie denken.

## Jeder darf Fehler machen

Wir alle kennen den Spruch »Es ist noch kein Meister vom Himmel gefallen«. Alles muss also erlernt und eingeübt werden. Ein Meister oder Experte auf einem Gebiet ist derjenige, der die meisten Fehler gemacht hat. Haben Sie es schon einmal so gesehen? Nehmen Sie egal wen aus ihrem Umfeld, der etwas Bestimmtes besser kann als Sie. Und? Hat dieser Mensch nicht auf eben diesem Gebiet auch mehr Fehler gemacht als Sie? Das ist immer so, selbst wenn dieser Jemand auf diesem speziellen Gebiet eine herausragende Begabung hat.

### Angst – welche Muster prägen uns?

Wenn ich mich einsam, ängstlich und panisch fühle, dann ist das meine ganz persönliche Hölle. Der Ort, an dem Frieden, Freude und Freiheit sind, existiert in mir zwar auch, allerdings nicht dann, wenn mein Geist gerade verwirrt ist und ich nicht mehr klar denken kann.

» *Der Mensch ist die perfekte Maschine. Er kann alles erreichen, was er will, aber sein Geist steckt in einem Käfig, er muss ihn erst befreien.* «
*Arnold Schwarzenegger*

Erwachsenwerden ist für mich gleichbedeutend mit Wachwerden, Aufwachen, Heranwachsen, damit, den sanften und beschützenden Schoß der Mutter oder des Elternhauses zu verlassen, hinausziehen in die Welt. Nur dann kann ich lernen, wachsen, mich erfahren im Kontext der Dinge und Menschen, die um mich herum sind, und eigenverantwortliches Handeln erlernen. Und ich kann jeden Tag, jeden Moment im Jetzt wählen, wer ich bin und wie ich sein will. Und wenn ich noch so oft in meiner persönlichen Hölle war (durch Angst, Panik etc.), wähle ich vielleicht das nächste Mal etwas anderes oder finde zumindest schneller den Weg zurück zu mir.

**Der Wunsch, es anders zu machen**

Etwas anders machen? Anders reagieren? Anders sein? Wie oft wünscht man sich das und nimmt es sich fest vor und dann klappt es doch nicht, dann handeln wir doch wieder im Affekt, impulsgesteuert, nicht durch den Verstand kontrollierbar. Wieso geschieht das nur immer und immer wieder? Es ist tatsächlich ziemlich hoffnungslos, wenn ich glaube, dass ich daran nichts ändern kann, nur weil es primitive Gehirnanteile sind, die just dann mein Verhalten steuern. Ich kann die Welt meiner Gedanken verändern. Ich kann an neuen Neuronenverschaltungen arbeiten, kann mich des neuroassoziativen Konditionierens bedienen. In der Werbung wird das tagtäglich erfolgreich eingesetzt. Den Beweis können wir sofort abrufen. Vervollständigen Sie einmal folgende Werbeslogans: »Bonduelle ist das famose …«, »Edeka, wir lieben …«; »Die zarteste Versuchung, seit es … gibt«. Ein Stichwort und schon vervollständigt unser Gehirn den Slogan. Das ist eine Verschaltung entstanden und ich verbinde die Elemente im Satz auch emotional miteinander, mit leckerem Gemüse, schönen Einkaufserlebnissen oder es taucht sofort eine lila Kuh vor meinem geistigen Auge auf – ob ich will oder nicht.

» *Repetition is the mother of skill. (Wiederholung ist die Mutter des Könnens.)* «

*Anthony Robbins*

Wie kann ich diese Fähigkeit des Gehirns nun für mich selber nutzen, um meine Gewohnheiten zu ändern? Zuerst einmal sollte ich begreifen, dass sich diese Sätze nicht in meinem Gehirn verankern, wenn ich sie nur ein einziges Mal höre. Diese Aussagen brennen sich deswegen in mein Gehirn ein, weil ich sie wieder und wieder höre oder dazu die Bilder im Fernsehen sehe. Bildlich ausgedrückt muss aus einem kleinen, einmal gedachten Weg ein häufiger benutzter Pfad werden, daraus dann eine Straße und wenn wir richtig gut sind, daraus eine Autobahn. Dann könnte man Sie nachts wecken und Sie würden im erwünschten Muster reagieren, ohne nachdenken zu müssen.

» *Wir sind das, was wir wiederholt tun.* «

*Aristoteles*

Bei allem, was wir lernen dürfen oder sollen, schon als kleines Kind, sind Wiederholungen unabdingbar. Bei Tieren ist das ebenso. Wenn man z. B. einem Pferd etwas beibringen will, muss man das zu Übende 100-mal durchführen, so die Regel, damit das Pferd verstehen lernt, was man von ihm möchte, und man das auch wieder abrufen kann. Bei uns Menschen ist das nicht anders. Denken Sie an das Laufenlernen bei Kindern oder an das Erlernen des Autofahrens. Anfangs muss man noch Kupplung, Gangschaltung, Lenkrad etc. im Blick behalten. Nach einer einstündigen Autofahrt war man erschöpft und musste erst mal eine Pause machen. Das ist normal. All diese verschiedenen Aktionen abzurufen, braucht am Anfang viel Konzentration. Doch je öfter man Auto fährt und die durch Übung und Wiederholung der immer gleichen Abläufe entstandenen Verschaltungen im Gehirn benutzt, desto schneller wird aus den verknüpften Gehirnzellen eine »Daten-Autobahn«, die nicht mehr willkürlich gesteuert werden muss, sondern unwillkürlich zur gewünschten Leistung führt. Nach jahrelanger Praxis fahren Sie Auto, hören gleichzeitig Musik und können nebenher noch telefonieren (selbstverständlich mit einem Freisprechapparat).

Und jetzt übertragen Sie diese Informationen auf Ihre Ängste und Unsicherheiten. Wenn Sie ihrer überdrüssig sind und etwas ändern wollen, dann sollten Sie nicht warten, bis die Änderung irgendwann und irgendwie von alleine eintritt. Das wird sie nie.

**Klarheit im Denken**

Wir brauchen, um in unsere Mitte zu kommen, Klarheit im Denken. Diese Klarheit müssen sich die meisten Menschen jedoch hart erarbeiten. Sie wird nie irgendwann einmal vom Himmel fallen. Die grundlegende physische Vorrausetzung, etwas zu ändern, ist es, unseren Stoffwechsel zu »tunen«. Das ist die erste Aktion, die wir bewusst in Angriff nehmen sollten, um dann zu üben, immer wieder zu üben, um unseren Gedanken eine andere Richtung zu geben

## Was treibt uns an?

Wir Menschen werden von zwei Kräften angetrieben: zum einen davon, Schmerz zu vermeiden, und zum anderen davon, Lustgewinn zu erzielen. Diese beiden Kräfte entscheiden in einem Menschen, ob er etwas tut oder sein lässt.

Denken Sie an das leidige Thema Diät. Sie wollen abnehmen, wollen einen schlankeren Körper haben, wissen, dass das ganze Fett Ihnen gesundheitlich nicht guttut, und doch schaffen Sie es nicht, Ihre Ernährung entsprechend umzustellen. In einem solchen Fall verbinden Sie in Ihrem Denken und Empfinden (denn jeder Gedanke hat auch ein Gefühl im Schlepptau) mit der Diät Verzicht und damit letztendlich Schmerz. Wenn Sie mit der Diät nicht Gesundheit und Fitness assoziieren, werden Sie es nicht schaffen. Denn im Unterbewusstsein laufen Programme ab, die Sie dann sabotieren werden. Das Problem: Es reicht nicht, es sich jeden Tag positiv denkend einzureden. Ihr Unterbewusstsein ist ja nicht doof. Entscheidend ist, was es für Sie bedeutet. Austricksen können wir uns da also nicht. Aber wir können mit dieser Erkenntnis arbeiten und sie für uns nutzen.

Ein Muskel, der jeden Tag trainiert wird, wächst. Ein Muskel, der nicht trainiert und benutzt wird, verkümmert. Das ist ein Naturgesetz und das gilt nicht nur für Muskulatur, sondern auch für Ihr Gehirn. Wenn Sie Ihre negativen Gedanken »trainieren«, indem Sie sie immer wieder denken, dann werden sie immer stärker und präsenter. Das Gleiche gilt für die damit verbundenen Gefühle. Es gilt also, die positiven Gedanken zu fördern, indem Sie sie immer wieder denken. Um zu entscheiden, was für Sie positiv ist und was sich gut anfühlt, müssen Sie aber erst einmal erkennen, was Sie wollen und warum. Diesen Erkenntnisprozess kann Ihnen niemand abnehmen. Wenn Sie darauf warten, dass das Schicksal irgendeine wunderbare Wendung nimmt, dann verschwenden Sie letztlich Ihr Leben mit Warten.

» *Wenn Sie lernen, Schmerz und Vergnügen in Ihrem Denken zu kontrollieren, kontrollieren Sie Ihr Leben.* «
*Anthony Robbins*

Wenn Sie sich auf einen neuen Gedanken einlassen, ihn immer wieder üben und Ihren Gehirn-Muskel trainieren, dann wird das Training nach einer Weile immer leichter und aus der neuen kleinen gedanklichen Fußspur wird ein kleiner Trampelpfad und danach ein Weg – bis es eine breite Straße ist, die Ihr Nervensystem bevorzugt nutzt und sogar unbewusste Vorgänge diese wunderbare positive neue Route nehmen. Das nennt man neuroassoziative Konditionierung.

Wenn Sie es schaffen, mit Hilfe der hier vorgestellten Methoden (vielleicht entwickeln Sie ja auch Ihre eigenen) Ihr Denken zu ändern, dann ändern sich auch Ihre Gefühle und Ihre ganze innere Welt. Sie werden viel weniger Stress erleben und die Ruhe genießen können. Ihre Nebennieren können sich erholen und Ihr Stoffwechsel auch.

Das Wichtigste für jede Veränderung ist allerdings, dass es einen Motor dafür gibt. Das ist in diesem Fall Ihre Unzufriedenheit, Ihr Wunsch, Ihr Drang, etwas verändern zu wollen. Dafür müssen Ihnen die Gründe klar sein. Warum ist das so? Was verbinden Sie mit dem für Sie negativen Zustand? Was bedeutet das für Sie, wenn es so weitergeht wie bisher? Wenn in ein oder in zwei Jahren immer noch alles beim Alten ist? Verbinden Sie massiven Schmerz mit solch einer Vorstellung und dann machen Sie sich klar, was es bedeuten würde, wenn Sie es schafften, das zu erreichen, was Sie sich gerade vorgenommen haben. Finden Sie Ziele, die so großartig sind, dass Sie aus eigenem innerem Antrieb einfach einen Weg finden müssen, um sie zu erreichen.

Das ist wichtig. Kommen Sie dahin, dass Sie etwas Bestimmtes aus einem bestimmten Grund einfach tun müssen. Das hat eine ganz andere Dynamik als »Ich sollte wohl dies und jenes machen«.

Das schaffen Sie aber nur, indem Sie sich klarmachen, was Sie wirklich wollen, und wenn Sie die Gründe dafür kennen. Denn nur, wenn Ihnen diese klar sind, werden Sie durchhalten, wenn Probleme auftauchen – und die wird es in jedem Prozess, auf jedem Weg geben. Das ist normal. Formulieren Sie Ihr Ziel. Aber auch zu wissen, was man auf keinen Fall will, kann ein riesengroßer Motivator sein – machen Sie sich klar, was Ihre Gründe sind, warum Sie das wollen, und dann verpflichten Sie sich dazu. Machen Sie es einfach! Dann geht es nämlich auch schon los. Jeden Tag einen Schritt weiter.

Wann haben Sie sich das letzte Mal auf etwas freudig und offen eingelassen, haben etwas einfach ausprobiert, ohne es vorher zu bewerten? Möglicherweise liegt es weit zurück in Kindheitstagen. Kinder haben uns da viel voraus, sie sabotieren sich nicht dauernd selber, sondern probieren Dinge einfach. Machen Sie es Ihnen nach, sammeln Sie Ihre eigenen Erfahrungen. Was haben Sie schon zu verlieren? Ja, vielleicht Ihren Elfenbeinturm, der Sicherheit bedeutet. Den kenne ich auch gut.

Als HPUler haben Sie wahrscheinlich bislang viele Wege zur Stressvermeidung gefunden und eingeschlagen. Wir alle sind Meister darin, den Weg des geringsten Widerstandes zu gehen. Das muss nicht schlecht sein. Aber wenn es Sie nicht dahin führt, wohin sie eigentlich wollen, dann ist es nicht gut. Anstatt Stress zu vermeiden, lassen Sie es uns genau andersherum denken. Lassen Sie uns den inneren Druck und die innere Spannung (wie die Unzufriedenheit) als Motivator nutzen, um zu sagen: »Das will ich so nicht mehr fühlen. Ich will Wege finden, mit Stress besser umzugehen. Ich will Wege finden, körperlich fitter zu sein, um Dinge selbstbewusster angehen zu können. Ich will die Anspannung und den inneren Stresslevel meistern lernen.«

Das wäre ein riesen Unterschied zu »Ich will Stress nicht spüren und mich dem nicht aussetzen«.

Als HPUler haben wir viele gute Fähigkeiten. Wenn Sie lernen, diese auch für sich selber und nicht nur für andere zu nutzen, können Sie Ihrem Leben eine neue Wendung geben und Ihre Ziele erreichen. Lassen Sie die Angst vor dem Versagen los und lassen Sie auch die Angst vor Erfolg los!

**Warum wir tun, was wir tun**

Was uns als Menschen antreibt, hat Anthony Robbins treffend in einfache Worte gefasst und in seiner sogenannten »Human needs psychology« (deutsch: Psychologie der menschlichen Bedürfnisse) beschrieben. Der Grund, warum wir etwas tun, liegt nach Robbins in der Erfüllung unserer menschlichen Bedürfnisse, von denen es insgesamt sechs gibt: vier primäre Bedürfnisse und zwei geistige. Zu den primären Bedürfnissen gehört das Bedürfnis nach Sicherheit. Es steht vor allem für viele HPU-positive Menschen an oberster Stelle. Konträr dazu, aber nicht weniger wichtig: das Bedürfnis nach Abwechslung. Wir brauchen Herausforderungen. Außerdem haben wir das Bedürfnis nach Liebe und Verbindung und das Bedürfnis nach Bedeutung und Anerkennung. Jeder Mensch sucht Zuneigung und Nähe eines anderen Menschen und jeder Mensch braucht Anerkennung oder will eine gewisse Bedeutung für andere Menschen haben. Werden diese vier primären menschlichen Bedürfnisse nicht erfüllt, geht es uns nicht gut, wir leiden. Dabei ist bei den einzelnen Menschen das eine oder das andere Bedürfnis stärker ausgeprägt. In der Regel sind es zwei der Bedürfnisse, die für eine Person wichtiger sind als die anderen.

### Die 6 menschlichen Bedürfnisse

- Sicherheit
- Abwechslung
- Liebe und Verbundenheit
- Bedeutung und Anerkennung
- Wachstum
- Beitrag

Zu den geistigen Bedürfnissen zählen das Bedürfnis nach Wachstum und das Bedürfnis nach Beitrag. Der Mensch ist darauf ausgelegt, zu wachsen und sich weiterzuentwickeln. Wachstum und Entwicklung machen das Leben aus. Bleibt ihm dies versagt, droht er zu verkümmern. Ebenso wichtig für unser seelisches Wohlergehen ist es, einen gesellschaftlichen Beitrag zu leisten und zum Wohlergehen anderer beitragen zu können.

Das ist für alle Menschen gleich. Ganz gleich, welchen sozialen Status wir haben, welcher Religion wir uns zugehörig fühlen, ungeachtet unserer Rasse oder unseres Geschlechts. Die 6 menschlichen Bedürfnisse (»six human needs«) bezeichnet Robbins als universelle Kraft, die uns antreibt. Sie bilden den Grund, warum wir so sind wie wir sind, und den Grund, warum wir handeln, wie wir handeln. Je mehr der 6 Bedürfnisse in Ihrem Leben Erfüllung finden, desto zufriedener sind Sie als Mensch.

Denken Sie darüber nach. Welche der 6 menschlichen Bedürfnisse sind Ihnen am wichtigsten? Welche Ihrem Partner? Wenn Ihr Partner z. B. völlig andere

Schwerpunkte bei den 6 menschlichen Bedürfnissen hat, dann wird die Beziehung nicht unbedingt von Dauer sein. Vielleicht verstehen Sie nun aber auch besser, warum Ihr Partner handelt, wie er handelt.

**Übung**

Was ist für Sie wichtiger? Streichen Sie immer einen Begriff weg:

- Sicherheit oder Abwechslung?
- Liebe oder Anerkennung?

Was stehen bleibt, sind Ihre 2 wichtigsten Bedürfnisse – Ihre Antreiber oder Motoren! Die beiden geistigen Bedürfnisse (Wachstum und Beitrag) gelten eigentlich für jeden Menschen gleichermaßen.

Natürlich können Sie diese aber auch in die Übung einbeziehen. Zum Schluss streichen Sie dann in dem Fall nach Betrachtung der drei übrig gebliebenen noch eines, das weniger wichtig erscheint, weg.

## »Self-fulfilling prophecies« bei HPU

Ist es tatsächlich so, dass Erfolg Erfolg kreiert und Misserfolg Misserfolg? Auf eine bestimmte Weise ist das richtig. Das, was wir in unserer Umwelt erleben, prägt und formt uns, und die Menschen, mit denen wir viel Zeit verbringen, haben Einfluss auf unsere innere Dimension. Es ist unfassbar schwer, den Glauben an ein besseres Leben und an sich selbst zu behalten, wenn man in der Welt da draußen nur Armut, Drogenmissbrauch, Krankheit und Tod vor Augen hat. Und es ist viel, viel einfacher, wenn man in Schönheit, Sauberkeit, Fülle und Achtsamkeit aufwachsen kann. Aber zu den rein psychologischen Aspekten kommen noch zwei andere: Der eine ist die materielle, der andere die physische Ausstattung eines Menschen.

Der materielle Aspekt meint die Tatsache, dass finanziell schlechter gestellte Menschen eben nicht so viel in ihre Gesundheit investieren können. Sie haben beispielsweise weniger die Möglichkeit, sich gesündere, aber eben auch teurere Zahnfüllungen machen zu lassen, oder müssen Berufe ausüben, die gesundheitsgefährdend sind, weil sie mit entsprechenden Materialien in Kontakt kommen.

**Die Stresslabilität des Stoffwechsels erkennen**

Für HPUler wichtig ist aber auch die Frage der körperlichen, biochemischen Bedingungen. Welchen Einfluss auf das persönliche Erleben haben etwa eine schlechte Entgiftungsfähigkeit, frühe Konzentrationsstörungen, schwankende Leistungsfähigkeit oder einseitige Ernährung? Welchen Einfluss hat eine Stresslabilität des Stoffwechsels?

Neben sozialen und psychodynamischen Unterschieden gibt es eben noch weitere Kriterien, die darüber entscheiden, wie wir die Welt erleben und ob wir positive und stärkende Glaubenssätze aufbauen oder solche, die uns schwächen. Man spricht hier auch von internalen Repräsentationen, die unsere Weltsicht entscheidend prägen. Darunter versteht man die im Kopf erzeugten inneren Vorstellungen in Form von Bildern, Klängen, Gefühlen, Gerüchen und Geschmack.

#### Welche Ressourcen habe ich

Damit sind wir beim Thema der sich selbst erfüllenden Prophezeiungen. Sicherlich kennen Sie diesen Ausspruch: Wenn ich etwas schlecht denke, passiert es auch. Und wenn ich davon überzeugt bin, dass eine Unternehmung zum Scheitern verurteilt ist, so werde ich sicherlich anders an diese Sache rangehen, als wenn ich den Glauben an mich selbst besitze, diese Situation zu meistern. Wenn ich also alle mir zur Verfügung stehenden Ressourcen nutze, um eine Unternehmung zum Erfolg werden zu lassen, dann habe ich ganz klar bessere Chancen, dass das dann auch klappt, als wenn ich diese inneren und äußeren Möglichkeiten nicht nutze. Ein trauriger, depressiver oder schmerzgeplagter Mensch wird eine bestimmte Aufgabe sicherlich anders angehen als einer, der sich kräftig, vital und körperlich stark fühlt. Wir können all diese Dinge an ADHS-Kindern studieren. Diese Kinder leiden an ihrer Hyperaktivität und mangelnden Konzentrationsfähigkeit. Streit in den Familien, Ermahnungen der Lehrer, Schimpfen der Eltern sind für diese Kinder alltäglich. Stärkt das den Glauben an sich selbst? Fördert das die Ausbildung von starken, positiven Glaubenssätzen? Ich denke, nicht.

Ein weiteres wichtiges Beispiel im Zusammenhang mit HPU ist die Ernährung. Eine Mangelernährung finden Sie heute auch in den Industrieländern, etwa durch Fastfood, Softdrinks, Transfettsäuren in Industrie-Fertignahrung usw. Ein gut funktionierendes Gehirn braucht aber viele Vitalstoffe und gute Fette. Das ist die Voraussetzung für Lebensfreude, Zuversicht und gute Konzentration.

Diese Beispiele verdeutlichen eindrücklich, dass unser Stoffwechsel Einfluss hat auf unser Erleben und unsere Entwicklung und damit letztendlich darauf, wer wir sind oder werden. Und dass HPU-Patienten einiges dafür tun können, um diesen Stoffwechsel mit Hilfe einer besseren Ernährung, der Unterstützung durch geeignete Mikronährstoffe (HPU-Ausgleich) und das Training unseres mentalen »Muskels« namens Gehirn (im Rahmen eines gezielten Coachings, des HPU-Guidings) massiv zu verbessern, damit wir die Resultate erzielen, die wir uns für unser Leben wünschen und vorstellen können.

### Was eigentlich ist Denken?

Denken ist ein Spiel aus Fragen-Stellen und Selber-Antworten. Hören Sie einmal in sich hinein. Lauschen Sie ihrer eigenen inneren Konversation. Sie stellen sich selbst eine Frage und geben sich selbst eine Antwort. Denken bedeutet also unter anderem, etwas in Frage zu stellen, Zweifel zuzulassen, sich eventuell von außen korrigieren zu lassen oder sich selber zu korrigieren. Das kann in vielen Situationen völlig richtig sein, kann aber auch hinderlich sein oder die Lebensenergie schwächen.

Ich beneide Menschen, die felsenfeste Überzeugungen haben. Denn das bedeutet, dass sie diese nicht mehr in Frage stellen. Das heißt, sie müssen nicht mehr darüber nachdenken. Das bedeutet, dass sie diesbezüglich eine absolute Gewissheit verspüren. Was für eine Ruhe im Kopf das mit sich bringt! Das ist faszinierend. Denn nur Gewissheit bringt absolute Klarheit, richtet die Gedanken klar aus und hat damit einen klaren Fokus. Doch wie erlange ich Gewissheit? Das ist eine sehr wichtige Frage.

Anthony Robbins sagt: »Where focus goes, energy flows« – Worauf mein Fokus sich ausrichtet, dahin folgt auch meine Energie. Also worauf ich mich konzentriere, dahin fließt meine Tat- und Schaffenskraft.

Wenn ich mich gedanklich im Kreis drehe, meine Gedanken nicht kontrolliere und alles, was mir durch den Kopf geht, glaube, also für wahr halte, dann verursacht das nicht nur Stress, sondern ich sabotiere mich damit unter Umständen selbst.

### Zweifel bremsen uns aus

Denken Sie darüber nach: Haben Sie sich schon einmal dabei ertappt, dass Sie, beispielsweise um ein neues Projekt zu beginnen, losgestürmt sind, voller Tatendrang und aufgeregter Freude, und plötzlich kommen Ihnen Zweifel (z. B. die Frage: Bin ich überhaupt richtig angezogen zu dem Event?) – und das war es. Die Freude ist vorbei, der Tatendrang schmilzt dahin, man macht sich plötzlich nur noch Gedanken über das eigene Aussehen und ob man »overdressed« oder »underdressed« ist.

Oder Sie haben eine tolle Verabredung und freuen sich schon die ganze Woche drauf – und kurz vor knapp kommen Ihnen plötzlich Zweifel, ob Sie das überhaupt wollen.

### Zweifel, Sorgen, Ängste

Machen Stress. Machen Verunsicherung. Nehmen den Fokus und die Klarheit. Wenn wir es schaffen, zu begreifen, dass wir nicht gedacht werden, sondern selber denken und auch nicht alles glauben müssen, was wir uns da so innerlich präsentieren, dann bedeutet das Freiheit. Man kann sogar noch weitergehen und sich diese Erkenntnis zunutze machen und willentlich und mit Absicht denken. Da jeder Gedanke auch ein Gefühl mit sich bringt, kann ich damit darauf Einfluss nehmen, was ich fühle. Das ist großartig! Denn das bedeutet nicht nur Freiheit, sondern auch, dass ich verschiedene Techniken nutzen kann, die mir helfen,

Meine eigene Erfahrung

## Schlechte Tage als Chance, Neues zu üben

» *Heute ist wieder so ein Tag. Ich habe schlechte Gedanken. Ich bin leicht reizbar und irgendwie läuft alles schief oder zumindest nicht so, wie ich es gerne hätte. Doch wenn ich ehrlich bin, dann könnte es fantastisch laufen und ich würde mich darüber nicht freuen. Denn meine Grundhaltung ist einfach schlechte Laune. Ja, ich kenne solche Tage auch. Selten, aber es gibt sie und ich will Ihnen gerne erzählen, womit das zusammenhängen kann. Denn solche Tage empfinde ich als ungelebte Tage. Und dabei geht es nicht um die Welt da draußen, die heute schlechte Laune hat, sondern um die Welt in mir, die heute schlechte Laune generiert, überall wo ich hinschaue. Mein Neurotransmitter-Stoffwechsel läuft also nicht ganz rund und meine Umwelt hat darunter zu leiden. Nicht andersrum.*

*Solche Tage haben aber auch etwas Gutes. Ich kann üben. Üben, nicht mehr im Affekt zu handeln. Üben, erst meine Gedanken zu überdenken, bevor ich mit ihnen rausplatze. Durchzuatmen und wieder geduldiger mit mir selber zu sein. An solchen Tagen bin ich mir selber so, wie ich mich vor 5–10 Jahren gefühlt habe, wieder näher. Kann mich in meine Patienten wieder besser hineinversetzen. Kann überprüfen, wie ernst ich mein Versprechen gegenüber mir selber meine, dass ich nicht jeden Gedanken von mir glauben muss bzw. ob ich beim Überprüfen Gedanken finden kann, die näher an der Wahrheit liegen als die aktuellen (siehe hierzu den Abschnitt »Überprüfe deine Gedanken«, Seite 115). Ich kann bewusst etwas tun, um aus dem Muster, in das ich durch meine schlechte Laune falle, wieder herauszukommen. Ich versuche also, mein Denken zu leiten. Zu dem, was ich denke, frage ich mich: Was könnte das hier noch bedeuten? Das schafft im Kopf etwas Platz und Abstand und so die Möglichkeit, den Tag doch noch gut werden zu lassen.*

*Ich jedenfalls frage mich heute, wie viele Menschen wohl außer mir schlechte Laune haben und ihre Umwelt tyrannisieren, weil sie gestern etwas gegessen haben, was sie nicht vertragen. Wie viele Menschen wohl sogar in psychiatrischen oder psychosomatischen Kliniken sitzen, weil sie Nahrungsmittelunverträglichkeiten haben und es nicht wissen. Ich frage mich, ob impulsives Verhalten, egal ob bei Kindern (z. B. Farbstoffe aus Gummibärchen), bei jungen Erwachsenen (Junkfood mit Geschmacksverstärkern) oder bei älteren Menschen (Gluten, Casein) nicht vielleicht auch durch falsches Essen entsteht? Dabei werde ich innerlich ruhiger. Mir hilft das Wissen aus meiner Erfahrung, dass es maximal 3 Tage dauern wird, bis der »Spuk« wieder vorbei ist. Dieser zeitliche Rahmen ist überschaubar. Ich nehme mich selber und meine schlechte Laune nicht mehr so wichtig und wende mich wieder anderen Dingen zu. Das allein ist schon heilsam.* «

meinen Fokus auf meine Ziele auszurichten und meinen einzigartigen Computer im Kopf dazu zu benutzen, meine Träume Wirklichkeit werden zu lassen. Methoden dazu nenne ich unter anderem Babystepping, Spiegel-Therapie, Denken-Bleiben. Mehr dazu lesen Sie im Kapitel »Ihre Tools« (Seite 108).

Das ist die geistige Disziplin, die mir dazu verhilft, das Leben zu leben, das für mich möglich und nicht jenseits meiner Möglichkeiten ist – das Glück, für das ich bestimmt bin! Worte in einer irren Geschwindigkeit aneinanderzureihen und zu denken, kann belastend sein. Vor allem dann, wenn es nachts passiert oder vor dem Einschlafen. Es kann aber auch generell sehr unangenehm sein, wenn es keine guten Gedanken, sondern eher beängstigende sind und ich nicht wirklich denke, sondern gedacht werde. Das Denken verselbstständigt sich und die Gedanken rasen davon. Man vergaloppiert sich im Kopf und hat scheinbar keine Chance der Kontrolle oder des Eingreifens mehr.

Viele HPUler kennen das. Manchmal nach Einwirkung von außen (Medikamente, histaminhaltige Speisen), manchmal durch Reaktivierung traumatischer oder angsteinflößender Ereignisse (z. B. ein Unfall). Dabei kommt man im Kopf nicht zur Ruhe, egal was man versucht, es ist unmöglich zu entspannen.

### Den Kopf entschleunigen

Wie also entschleunigt man sich im Kopf? Liegt die Ursache für das extrem schnelle Denken in der Einnahme von Medikamenten, so können Ausleitungsmittel helfen, z. B. die Süßwasseralge Chlorella in fester oder flüssiger Form oder auch Gesteinsmehle (Bentonite). Haben Sie Probleme mit Ihrem Histaminstoffwechsel und etwas Histaminhaltiges gegessen, dann nehmen Sie chelatiertes Calcium wie z. B. Calciumglukonat (Achtung: kein Citrat!) und Vitamin C ein oder ein Antihistaminikum. War es ein sehr anregender Abend und Sie haben nicht die nötigen 2 Stunden Zeit, um danach »runterzukommen«, dann versuchen Sie Phytotherapeutika mit Passionsblume und Hopfen oder Homöopathika aus der Apotheke. Es gibt auch Nahrungsergänzungsmittel mit dem beruhigenden Neurotransmitter GABA oder dessen Vorstufen.

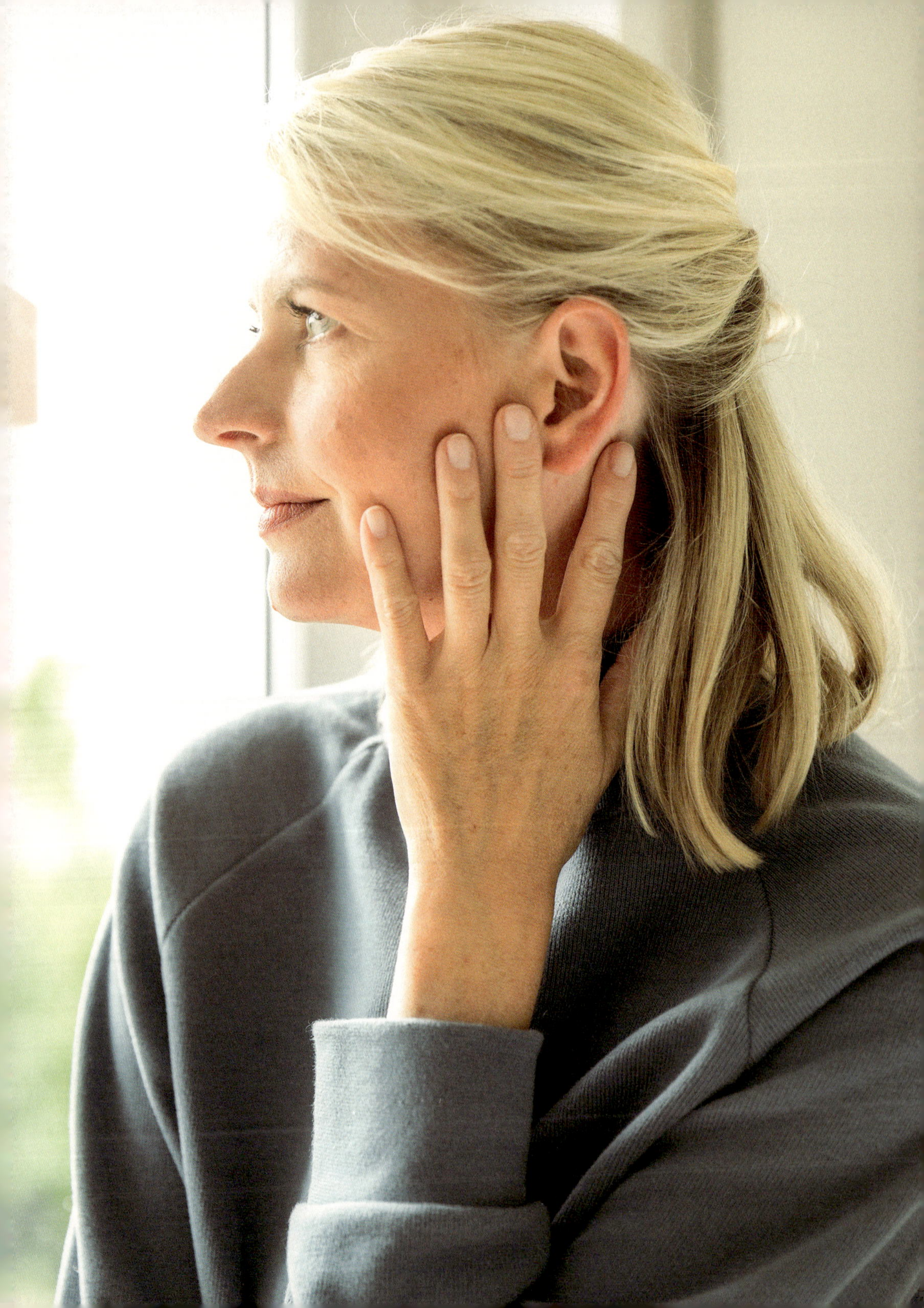

# Klarheit im Kopf herstellen

Entspannung durch Ordnung der Gedanken

# Ihre Tools

Es gibt sehr wirkungsvolle Übungen, um selbst etwas für mehr Lebensqualität zu tun. Die Anleitungen dafür finden Sie hier.

Wir wollen nun Ihr Denken überprüfen und neue Wege in Ihrem Kopf anlegen, die Sie durch tägliches Üben für sich nutzen und immer breiter werden lassen können, sodass Sie Ihre alten Muster immer öfter und schneller verlassen und neue Gewohnheiten dauerhaft etablieren. Lassen Sie uns mit Achtsamkeit, Hartnäckigkeit, den richtigen Fragetechniken und geeigneten HPU-Selbstcoaching-Methoden Ihren Geist trainieren. Los geht's!

## »Denken bleiben«

Was meint diese Aussage? Ganz einfach: Als HPUler kennen Sie das: grübeln, nachdenken, sich gedanklich im Kreis drehen, nicht vorankommen mit den Gedanken. Das verhindert ein entspanntes Runterfahren und oft genug das Einschlafen. Es ist anstrengend, vor allem, weil man sich um alles einen Kopf macht. Viele Dinge, die einen genau genommen gar nichts angehen, können einen tagelang oder auch nächtelang beschäftigen. In unserem Kopf spielen sich da Szenarien fern der Realität ab, wie z. B. die Vorstellung von Unglücken und Katastrophen – also Bilder und Gedanken, die Gefühle wie Angst in uns auslösen und große Mengen Stresshormone freisetzen. »Denken bleiben« meint dagegen, linear und zielgerichtet zu denken und dem Denken wieder eine Richtung zu geben.

### Wie kann ich (linear) »denken bleiben«?

1. Realisieren Sie, dass Sie gedanklich nicht vorankommen.
2. Stellen Sie sich schlaue Fragen und nicht solche destruktiven wie:

- Warum passiert mir das immer?
- Wieso kann es nicht einfach mal anders laufen?
- Womit habe ich das verdient?

Auch wenn Sie darauf Antworten finden können, werden das in der Regel negative sein, die Sie nicht weiterbringen: »Ich bin halt ein Pechvogel«, »Ich mache sowieso immer alles falsch« oder »Das Leben ist immer ungerecht zu mir«. Konstruktive Fragen hingegen sind solche, die positive, förderliche Antworten in Ihnen erzeugen können. Fragen Sie sich z. B.:

- Was kann das gerade Erlebte bedeuten, wenn ich es aus einer anderen Perspektive sehe? Wozu kann das gut sein?
- Wie kann ich die Situation zum Besseren wenden?
- Wie kann ich das Erlebte für mich und meine Weiterentwicklung nutzen?

Bei solchen Fragen wird Ihr Gehirn anfangen zu arbeiten und positiv ausgerichtete Antworten finden, die Ihnen helfen, Ihre Situation realistischer einzuschätzen und vorwärtsgerichtet zu denken, anstatt auf der Stelle zu treten.

Die folgenden Übungen sollen Ihnen dabei helfen, Ihre destruktiven Fragen zu erkennen und durch konstruktive zu ersetzen.

### Übung zum Denkenbleiben

1. Welche Szenarien spielten sich in Ihrem Kopfkino in der Vergangenheit ab? (Nennen Sie dafür mindestens drei Beispiele.)
2. Welche destruktiven Gedanken oder Glaubenssätze kommen dabei in Ihnen hoch?
3. Stellen Sie sich positivere Fragen zu diesen Szenarien (z. B.: Was kann das Erlebte noch bedeuten? Wie kann ich die Situation für mich nutzen? Wenn ich wüsste, dass es etwas bewirkt, was würde ich dann tun oder sagen?). Welche Antworten und Gedanken kommen Ihnen nun zu diesen positiven Szenarien?

## Bewusst Regeln erfinden

Viele Menschen nehmen sich selber nicht ernst. Wer aber soll Sie ernst nehmen, wenn nicht Sie selber? Welche charakterlichen Merkmale sind Ihnen bei anderen wichtig und welche Werte haben Sie als Mensch? Was macht Sie als Menschen aus? Wer wählen Sie zu sein?

Diese Fragen sind wichtig, wenn wir uns selber helfen wollen und dafür Regeln aufstellen. Doch alle Regeln nützen nichts, wenn Sie selber sich nicht ernst nehmen und nicht gewissenhaft bei der Durchführung sind.

Das stundenlange Mit-sich-selber-im-Kopf-Diskutieren können wir auf einfache Weise abkürzen, indem wir Regeln für bestimmte Situationen festlegen. Hier ein Beispiel:

Sie wollen an manchen Tagen nach der Arbeit noch ins Fitnessstudio gehen oder in irgendeiner Weise abends Sport machen. Morgens wissen Sie aber noch nicht, wie Sie sich abends nach dem Arbeitstag fühlen werden und ob Ihre Energie reicht oder ob Ihr Kollege, mit dem Sie immer zusammen trainieren, überhaupt Zeit hat oder ob Ihre Geräte frei sind oder der Kurs noch Teilnehmer aushält oder, oder, oder – so viele Variablen, die man morgens noch nicht wissen kann. Wie entscheiden Sie also, ob Sie Ihren Sportdress einpacken? Wie oft haben Sie bereits erlebt, dass Sie ihn dabeihatten, aber keine Energie mehr, oder die Geräte, die Sie für Ihr Training brauchen, besetzt waren? Andererseits, wie oft hatten Sie Ihre Sportausrüstung nicht dabei und dann fiel der letzte Termin aus und der Kollege rief spontan an oder was auch immer?

Die Lösung für dieses Problem lautet: Stellen Sie eine Regel auf und diskutieren Sie sie anschließend nicht mehr mit sich selber. Die Regel heißt: Ich habe das Sportzeug immer dabei. Jeden Tag! So bin ich auf alles vorbereitet. Und wenn ich es umsonst mitgenommen habe, ist das nicht schlimm. Lieber einmal zu viel als einmal zu wenig. Sonst ärgern Sie sich nur wieder – und das macht Stress und Ihre innere Kommunikation wird negativ.

Also: Formulieren Sie für sich eine Regel. Die Regel wird eingehalten. Das ist unumstößlich und eine Verabredung mit sich selber. Sie erleichtern Ihr Leben dadurch.

### Übung zum Regeln-Erfinden

1. Worüber ärgern Sie sich bei sich selbst schon lange? Worüber diskutieren Sie zum Teil lange innerlich? Finden Sie 3 Beispiele.
2. In welchen Bereichen spüren Sie Unsicherheit, die Sie mit einer einfachen Regel begrenzen könnten? Formulieren Sie die jeweilige Regel dafür!

### Übung zum Regeln-Erkennen

Diese Übung soll mit Achtsamkeit und Toleranz durchgeführt werden. Es kann auch hilfreich sein, sich von einem nahestehenden Menschen dabei helfen zu lassen: Andere Menschen erkennen machmal eher, was wir an gewohnheitsmäßigen Regeln dauernd befolgen.

1. Fragen Sie: »Nach welchen Regeln verhalte ich mich?«
2. Nehmen Sie sich einen kleinen Stapel Karteikarten und einen Schreibstift und deponieren Sie diese an einem zentralen Ort Ihrer Wohnung. Jedes Mal, wenn Sie die Karten sehen, halten Sie an und überprüfen die aktuelle Situation.
3. Was will ich gerade? Was denke ich? Erkenne ich aktuell irgendeinen regelhaften Grundsatz? Im Sinne von: Ich muss, ich will immer, so geht das eben, man tut das so, das gehört sich so …
4. Und dann schreiben Sie die erkannte konkrete Regel auf eine Karte. Sammeln Sie Ihr Regelwerk.

## Nicht zu viele Regeln haben

Nun fragen Sie sich natürlich, was das soll. Erst sollen Sie Regeln erfinden, um sich das Leben zu erleichtern, und nun sollen Sie davon nicht zu viele haben. Nun, in dem einen Fall geht es darum, Ihren inneren Dialog abzukürzen und Sie aus unbewussten, gedanklichen Endlosschleifen herauszuholen. Im anderen Fall geht es darum, sich Ihre Glaubenssätze oder Muster bewusst zu machen. Denn Sie befolgen viele Regeln, von denen Sie gar nichts wissen, dass Sie sie haben, und die Sie als solche auch nicht erkennen. Denken Sie an gesellschaftliche Normen, also z. B. was von Ihnen in bestimmten Situationen oder in bestimmten Beziehungen erwartet wird. Oftmals erlauben wir uns nicht, anders zu sein.

Wir alle folgen gesellschaftlichen Regeln des Zusammenlebens, die wir von klein auf erlernt haben. Das ist auch gut so, denn nur so funktioniert das soziale Miteinander. Nun kann das aber bei einem HPUler, der ängstlich oder eng in seinen Gedanken oder auch sehr perfektionistisch ist, dazu führen, dass er sich nur noch damit beschäftigt, was »man tun oder wie man sein sollte und was man am besten lassen sollte«. Wenn dann etwas nicht so läuft, wie es in seiner Vorstellung von »muss, sollte, hat …« zu sein hat, wird er unzufrieden, unglücklich oder fühlt sich einfach schlecht.

Fangen Sätze des inneren Dialoges an mit »Ich sollte …« oder »Du musst …«, ist man solchen unbewussten Regeln auf der Spur.

**Beispiel**

Vielleicht sind Sie der Meinung, dass Kinder sich bei Tisch zu benehmen haben und leise sein sollten! Natürlich ist es schön und auch erstrebenswert, solch ein Verhalten den Kindern beizubringen, damit z. B. andere Gäste in einem Restaurant nicht gestört werden. Doch die Realität sieht zuweilen anders aus. Wenn also die lieben Kinder bei Tisch rumschreien und mit dem Essen spielen, dann kann das die Eltern sehr stressen. Denn das Verhalten der Kinder hat in der Realität zumindest in dem Moment nichts mit dem in der Vorstellung der Eltern zu tun. Wie viel Stress man als Eltern dann erlebt, hängt jedoch davon ab, wie rigoros man seine »Muss-Regeln« verteidigt. Entspannte Eltern haben in der Regel weniger Verbote für ihre Kinder im Kopf als sehr gestresste und angespannte Eltern.

### Übung »Nicht zu viele Regeln haben«

1. Finden Sie 3 Sätze aus Ihrem Alltag, die mit »Ich sollte« oder »Die anderen sollten, müssen« etc. anfangen, und schreiben Sie sie auf.
2. Entscheiden Sie dann, ob es eine weichere Variante zu jeder dieser unbewussten Regel geben könnte, z. B. »Solange die Kinder nicht absichtlich mit dem Essen um sich werfen, ist es okay Sie dürfen lernen, mit dem Besteck umzugehen«.

## Besserer Schlaf: Stress rausnehmen

Viele Patienten klagen darüber, dass es sie völlig stresst, wenn sie morgens schon Termine wahrnehmen sollen. Das geht so weit, dass HPUler oft die Nacht davor vor lauter Aufregung und Angst äußerst unruhig oder schlecht bis gar nicht schlafen. Das ist ein perfektes Beispiel für den Stress, den man sich selber macht. Auch wenn es bei Ihnen nicht so extrem ist, denken Sie z. B. an Ihre letzte Prüfung. Waren Sie davor aufgeregt? Wie haben Sie vor dem Prüfungstermin geschlafen?

Wenn Sie zu der Extremvariante zählen: Entstressen Sie sich. Versuchen Sie, soweit möglich, Termine nur noch zu einer für Sie angenehmen Uhrzeit zu vereinbaren. Es ist wichtig, dass Sie gut mit sich umgehen und das Wissen nutzen, das Sie über sich haben. Alles andere macht keinen Sinn. Gedanken wie »Andere müssen das auch« oder »Die ganze Welt kriegt das hin« sind nicht hilfreich. Was andere können oder wollen, spielt keine Rolle und ist für Sie unerheblich. Sie sind wichtig. Holen Sie sich da ab, wo Sie stehen.

Das allerdings erfordert zunächst eine realistische Selbstanalyse:

- Fangen Sie mit der Selbstwahrnehmung an: Wie fühlt sich mein Körper an, mein Bauch, meine Muskeln, mein Herzschlag?
- Warum setzt mich der morgige Tag so unter Druck?
- Geht es z. B. nur um mein Pflichtbewusstsein (ich darf nicht zu spät kommen) oder fühlt es sich so an, als könnte ich es kräftemäßig nicht schaffen?

Seien Sie ehrlich zu sich und nutzen Sie die Antworten, die Sie dadurch über sich bekommen. Nehmen Sie den Stress raus. Also zum Beispiel: Was brauchen Sie, um gut zu schlafen? Die Antwort könnte lauten: Ruhe und Abstand vom Alltag.

Ein unumstößliches Gesetz für HPUler ist deshalb, nicht bis kurz vor dem Zubettgehen zu arbeiten. Ein HPU-Patient braucht abends zwei Stunden Zeit, um sein Energieniveau zu normalisieren und abschalten zu können. Planen Sie diese Zeit ein. Treffen mit Freunden können so anregend sein, dass man anschließend nicht zur Ruhe kommt. Solange wir Wörter und Sätze im Kopf formen, innere Dialoge führen oder über Gespräche nachdenken, schlafen wir nicht wirklich ein. Haben Sie das schon einmal beobachtet? In dem Moment kurz vor dem Einschlafen gehen Ihre Gedanken ins Bildhafte über und Sie schlafen ein.

Eine Vorstellung, die dabei helfen kann, dass Sie schneller in den bildhaften Zustand kommen, ist der Gang zum Bahnhof und das Warten auf den Zug, der Sie zum Schlafen abholen soll, oder der Gang zum Flughafen und das Einsteigen in das Flugzeug, das Sie ins Land der Träume bringt. Haben Sie schon mal erlebt, dass Sie beim morgendlichen Aufwachen gerade noch wissen, dass Sie an einem Bahnhof oder Flughafen waren? Da kamen Sie zurück! Nutzen Sie also diese machtvollen inneren Bilder und probieren Sie es aus, ob das eine Möglichkeit für Sie sein kann, um leichter einzuschlafen.

Wenn mich etwas innerlich unter Druck setzt und ich nachts nicht zur Ruhe komme, mache ich Folgendes: Ich schalte den Wecker aus. Das mache ich sehr bewusst. Weil ich verschlafen »will«. Mein Schlaf ist mir heilig. Wie soll ich am nächsten Tag ausgeruht und fit sein, wenn ich nicht geschlafen habe? Das ist unmöglich und der Tag nach einer solchen Nacht Quälerei. Das will ich nicht. Ich sage zu mir selber: Der Wecker ist aus, ich verschlafe, nichts ist wichtiger als mein Schlaf. Ab dem Moment komme ich innerlich zur Ruhe und schlafe ein. Und trotzdem habe ich noch nie verschlafen!

Meine innere Uhr ist sehr präzise – darauf verlasse ich mich, wenn ich den Wecker ausschalte. Mein Gehirn registriert, wie und dass ich das tue, und glaubt mir, nimmt den Stress raus und entspannt sich und mich. Und ich wiederum weiß und vertraue mir, dass ich rechtzeitig aufwachen werde. Übrigens ein sehr wichtiger Punkt bei uns HPUlern: dass wir lernen, uns selber mehr zu vertrauen. Das ist das eigentliche Ziel unserer gemeinsamen Arbeit hier und das Ziel des HPU-Selbstcoachings.

### Übung zum Stress-Rausnehmen

1. Wo in Ihrem Leben sollten Sie Stress rausnehmen? Wo setzen Sie sich innerlich zu sehr unter Druck? Bei welchem Thema oder wann wünschen Sie sich mehr Gelassenheit? Finden Sie 3 Beispiele.
2. Nennen Sie 3 Beispiele für Situationen, in denen Sie wissen, dass Sie etwas gut und richtig machen, und dennoch innerlich nicht selbstsicher und souverän sind.

3. Suchen Sie sich für jedes Beispiel mindestens eine andere Verhaltensmöglichkeit, durch die Sie Ihr Vertrauen zu sich selbst vertiefen können. Beschließen Sie, diese 3 Themen in Ihrem Leben von nun an anders anzugehen.

## Prinzip Babystepping

Der Begriff »Babystepping« stammt aus einem amerikanischen Film. »What about Bob« gehört zu den wenigen Filmen, die ich in der Praxis den Patienten gerne als Hausaufgabe empfehle. Es geht um Bob, der eigentlich sein Haus nicht mehr verlassen kann, weil er befürchtet, dass Bakterien und Keime überall draußen lauern und ihn sofort krank machen. Sein neuer Psychiater schlägt ihm vor, nicht alles auf einmal zu wollen, sondern eines nach dem anderen anzugehen. »Babystepping« eben – kleine Schritte machen. Also nicht gleich die ganze Welt bereisen zu wollen, sich aber zum Beispiel zu überlegen, wie man aus dem Zimmer gehen kann, indem man zuerst zur Tür bis zum Türrahmen geht, dann die Türklinke berührt, dann durch den Türrahmen hindurchgeht usw.

Der Psychiater im Film schlägt also vor, aus einer riesengroßen Aufgabe oder einer Aufgabe, die zumindest riesig groß erscheint, viele kleine Aufgaben zu machen, die einzeln für sich genommen eine größere Chance haben, bewältigbar zu sein.

Genauso verhält es sich oft bei HPU-Patienten. Die Angst vor der übergroßen Aufgabe verhindert Fortschritte. Oder: Der eigene Perfektionismus gepaart mit dem Wunsch, alles aus Angst kontrollieren zu wollen, kann dazu führen, dass man wie paralysiert ist, keinen Fuß mehr vor den anderen setzen kann, also eigentlich nicht »lebensfähig« ist. Die Welt da draußen versetzt einen in Angst und Schrecken.

Natürlich muss es nicht gleich so dramatisch sein. Aber auch schon harmlosere Varianten hiervon sind schlimm genug. Sie sind dramatische Einschnitte in die Lebensqualität.

Im Film geht der Psychiater nach der ersten Sitzung in Urlaub, was bei Bob Panik auslöst. Mit Hilfe der neuen Methode des Babysteppings gelingt es ihm aber, sein Haus zu verlassen, in einen Bus zu steigen und dem Arzt in den Urlaub hinterherzufahren. Die Geschichte ist nicht nur äußerst amüsant, sondern auch sehr lehrreich. Und sie hat für den Patienten Bob ein Happy End!

Wenn einen die Angst packt und man vor unüberwindbaren Hürden zu stehen scheint, so hilft es oft, die Anforderung gedanklich in kleiner Aufgaben aufzuteilen. Das heißt: Nicht alles auf einmal wollen, nicht im Kopf die Gedanken davongaloppieren lassen und keinen Ausweg sehen, sondern sich daranwagen und erst einmal das Nächstliegende tun. Oft kann das einfach darin bestehen, etwas zu essen. Das hilft gegen eine mögliche Unterzuckerung im Stress und fördert das klare Denken. Dann sieht man weiter.

### Übung zum Babystepping

1. Wovor haben Sie Angst? Welche Themen in Ihrem Leben verdrängen Sie, obwohl Sie wissen, dass Sie daran arbeiten sollten? Was ist so übergroß, dass Ihnen schon der Gedanke daran Bauchschmerzen bereitet? Nennen Sie wieder 3 Beispiele.
2. »Chunk it down«, machen Sie es klein. Machen Sie aus jedem Problem kleine Teilprobleme. Was könnten Teilschritte (Babysteps) auf dem Weg zur Lösung des Problems sein?
3. Fangen Sie SOFORT mit dem ersten Schritt zur Umsetzung an, und sei er noch so klein. Wir haben IMMER nur das Jetzt. Also: Welchen ersten Schritt können Sie sofort in Angriff nehmen (eine E-Mail schreiben, einen Anruf tätigen, einen Termin ausmachen etc.)?

## Überprüfe deine Gedanken

Lesen Sie die folgenden Sätze langsam durch und denken Sie darüber nach. Ist das bei Ihnen so? Entscheiden Sie, was Sie denken wollen, oder kommen die Gedanken und damit auch die Gefühle einfach so zu Ihnen?

- Denke ich oder werde ich gedacht?
- Ein bestimmter Gedanke erzeugt immer ein dazugehöriges Gefühl.
- Ich kann entscheiden, was ich denken will. Ich kann also auch entscheiden, was ich fühlen will.

» *Nicht können ist der Vorwand, nicht wollen ist der Grund.* «

*Seneca*

Eine klare Entscheidung, dass ich nicht mehr einfach gedacht werden will, sondern dass ich selber entscheiden kann, was ich denken und fühlen will, kann Welten ändern und bewegen. Wenn Sie es satthaben, Spielball Ihrer Ängste und negativen Stimmungen zu sein, dann arbeiten Sie mit diesem Kapitel. Entwickelt hat die Methode »The Work«, die den folgenden Überlegungen zugrunde liegt, die US-amerikanische Lehrerin und Autorin Byron Katie. Ihr Buch »Lieben was ist« kann ich jedem nur empfehlen.

Um das eigene Denken zu überprüfen, stellt man sich 4 einfache Fragen:

1. Ist das wahr?
2. Ist das wirklich wahr? Kann ich absolut sicher wissen, dass das wahr ist?
3. Wie fühle ich mich, wenn ich diesen Gedanken denke und glaube?
4. Dreh den Gedanken um und finde eine andere Bedeutung, die vielleicht wahrer ist als der ursprüngliche Gedanke.

Diese Methode ist ganz wunderbar und hat mir in meinem Leben viel geholfen. Zunächst finde ich die Botschaft, dass ich nicht jeden Gedanken, der mir durch den

Kopf geht und den ich zunächst für richtig halte, glauben muss, einfach bahnbrechend. Das eröffnet völlig neue Möglichkeiten. Nehmen wir ein einfaches Beispiel. Viele Menschen glauben zum Beispiel zumindest zu einem bestimmten Zeitpunkt in Ihrem Leben folgenden Satz: »Meine Eltern haben mich nie geliebt.«

Was für ein schlimmer Gedanke, wenn er stimmt, und was für ein Unglück, wenn man sich damit den Tag vermiest und es noch nicht einmal wahr ist. Können Sie mir folgen?

Also noch einmal: »Meine Eltern haben mich nie geliebt« oder »Meine Mutter/mein Vater hätte mich mehr lieben sollen.«

1. Ist das wahr?
   - Absolut. Nichts konnte ich richtig machen.
2. Ist das wirklich wahr? Kann ich ganz sicher wissen, dass das wahr ist?
   - Wenn ich ehrlich bin, kann ich das nicht. Meine Eltern haben mich vermutlich so sehr geliebt, wie es ihnen möglich war und wie sie es zeigen konnten.
3. Wie fühle ich mich aber, wenn ich diese Gedanken glaube?
   - Ungeliebt und klein, bedürftig. Schutzsuchend und hilflos. Mein Herz tut weh, es zieht in der Brust. Der Blick geht nach unten.
     Wenn ich nun erkennen kann, dass der Gedanke nicht wahr sein muss, dass es aber auf physiologischer und psychologischer Ebene Stress bei mir auslöst, bin ich dann bereit, den Gedanken loszulassen?
4. Die Umkehrung: Meine Eltern haben mich immer geliebt (oh ja, auch in Zeiten, wo sie streng waren, wahrscheinlich vor allem dann). Meine Mutter/mein Vater hätten mich nicht mehr lieben sollen (denn sie haben es, so gut sie konnten, getan). Sind wir oder ist jeder Einzelne von uns immer Liebe? Was für ein unfassbarer Anspruch. Es ist also vielleicht Zeit, erwachsen zu werden.
   Oder noch eine weitere Möglichkeit der Umkehrung: Ich sollte meine Mutter/meinen Vater mehr lieben. Oh ja, das ist wahr. Denn wenn ich das spüren kann, kommt plötzlich so viel in mir in Fluss. Mir geht das Herz auf und ich atme tief durch und von dem ganzen stressigen Gedanken des Anfangs ist plötzlich nur noch Friede und Freude da. Ich liebe meine Eltern. Habe sie immer geliebt.

Als Kind versteht man oft wenig von sich selbst und seinen Ängsten. Oft fühlt man sich deswegen ungerecht behandelt und ungeliebt. Vielleicht können Sie jetzt sehen: Es war Ihr eigenes Thema, gar nicht das Ihrer Eltern. Sie haben sich mit einem einzigen Gedanken von Ihnen getrennt, haben sich von Ihrer Liebe abgeschnitten und das Gefühl auf Ihre Eltern projiziert.

Dabei haben Ihre Eltern das mit Ihrer Erziehung wahrscheinlich gar nicht so schlecht gemacht. Aber wie viele Jahre habe Sie diesen Gedanken geglaubt? Hatten das Gefühl, dass Ihre Eltern mit Ihnen besonders streng waren und Ihre Geschwister vielleicht mehr geliebt haben? So viel vergeudete Zeit.

Ich bin froh, dass ich lernen durfte, meine innere Welt in Frage zu stellen und zu überprüfen. Tun Sie das auch. Sie werden erstaunt sein, wie viele Gedanken einer Überprüfung nicht standhalten und wie entspannt sich die – wesentlich wahrscheinlichere – Umkehrung anfühlt. Sie haben damit die Möglichkeit, Zugang zu Ihrer inneren Welt zu bekommen und damit ganz konkret zu Ihrem persönlichen Stressgeschehen. Das wird Ihre Wahrnehmung und auf die Dauer Ihre Persönlichkeit ändern.

Wenn ich z. B. meine, dass das Wetter anders sein sollte (als es ist), lebe ich im Widerspruch mit der Wirklichkeit und das erzeugt immer Spannungen. Wenn ich allerdings sehen kann, dass das Wetter durch mich als Einzelnen nicht änderbar ist, und ich auch nicht sicher wissen kann, ob die Klimaerwärmung nun stattfindet und ob sie, wenn sie kommt, überhaupt ein Problem darstellen wird (kann ich das wirklich sicher wissen, dass es keine Klimaerwärmung geben sollte oder überhaupt, dass es sie gibt? Aber wie fühle ich mich, wenn ich diesen Gedanken glaube?), dann kann ich diesen Gedanken loslassen und das Wetter so sein lassen, wie es eben ist. Und wenn ich der Meinung bin, dass ich zur Klimaerwärmung nicht mehr beitragen will, kann ich daraus Konsequenzen für mein Handeln und für mein Leben ziehen. Das macht dann auch wieder etwas mit mir, indem es mir zeigt, dass ich aktiv werden kann und nicht alles einfach passiv ertragen muss. Es gibt mir eine andere Identität und lässt mich authentisch leben.

Oder ein anderes Beispiel: Ich ärgere mich über meinen Nachbarn und bin der Meinung, dass er sich besser um seinen Garten kümmern oder Ordnung halten sollte. Auch das erzeugt in mir Leid, von einem unguten Gefühl bis hin zu Ärger, Frustration oder Wut. Denn die Unordnung oder der vernachlässigte Garten ist seine Angelegenheit. Mein Garten ist meine Angelegenheit. In dem Moment, in dem ich mich gedanklich im Garten meines Nachbarn befinde, sehe ich die Schönheit meines eigenen Gartens nicht mehr. Oder nervt mich die Unordnung in meinem eigenen Garten und ich schaue deshalb so genau zu meinem Nachbarn? Ich kann mich immer fragen, wessen Angelegenheit das eigentlich ist, worüber ich mir da gerade einen Kopf mache. Wenn ich klarer in meinen Gedanken bin, dann bemerke ich, dass ich es bin, die ihren Garten ordentlich und schön halten möchte und mir vielleicht wünsche, ich hätte mehr Zeit dafür.

Manche Menschen gehen Ihre negativen Überzeugungen, die ihnen das Leben schwermachen, mit Hilfe einer Psychotherapie oder sogar mit einer jahrelangen Psychoanalyse an. Ich möchte Sie ermutigen, mit der Methode der Gedankenüberprüfung selbst festzustellen, ob Sie mit Ihrer negativen Überzeugung nicht falschlagen, und zu versuchen, den Gedanken durch einen anderen, der besser passt oder auch wahrscheinlicher ist, zu ersetzen. Das dauert nicht sehr lange und bringt den Moment der Klarheit. Je öfter Sie das üben, umso leichter wird es Ihnen im Laufe der Zeit fallen.

### Übung zum Überprüfen deiner Gedanken (nach Byron Katie)

Formulieren Sie einen Satz über eine Person, die Sie emotional aufregt, am besten mit den Verben »sollen« oder »müssen« (z. B.: »Mein Mann sollte xy sein.«)

Dann stellen Sie sich selbst diese vier Fragen:

1. Ist das wahr? (Sollte er sein Verhalten also absolut hinsichtlich xy ändern?)
2. Ist das wirklich wahr, kann ich ganz sicher sein, dass das wahr ist? (Kann ich absolut sicher wissen, dass es wahr ist, dass mein Mann anders sein sollte, als er ist? Wessen Angelegenheit ist es, wenn Ihr Mann anders sein sollte, als er ist?)
3. Wie fühle ich mich dabei, wenn ich diesen Gedanken glaube? Was passiert dabei in meinem Körper? (Meine Brust zieht sich innerlich zusammen, alles verspannt sich, die Atmung geht gepresst, ich bin wütend …)
4. Wie würde ich mich fühlen, wenn ich den Gedanken nicht glaubte? Was würde dann in meinem Körper passieren? Wie würde er sich dann anfühlen? (Weichheit, Entspannung, ruhige Atmung etc.)
5. Drehen Sie die ursprüngliche Aussage um! Finden Sie Umkehrungen, die sich für Sie wahrer anfühlen. (»Mein Mann sollte nicht xy sein«, denn er ist es ja nicht, außerdem ist es seine Angelegenheit, oder »Ich sollte xy sein« …)

## Spiegel-Therapie

Eine Stärke des HPUlers liegt oft darin, anderen zuhören zu können, für sie da zu sein und sogar gute Tipps zur Problemlösung zu geben. Er kann andere in ihren Vorhaben bestärken und ihnen Mut machen. Das funktioniert gut – bei anderen, nur nicht bei ihm selber. Aber das kann man üben und für sich selbst auch nutzen.

Kennen Sie das nicht? In wie vielen Selbsthilfebüchern haben Sie schon gelesen, dass sie sich selber lieben sollen, damit sie andere lieben können? Dass Sie sich das, was sie von anderen erwarten, eigentlich nur selber geben können? Aber leider ist das nicht so einfach.

Wer in einer Paarbeziehung lebt, kennt das vermutlich. Sie sind verärgert, fühlen sich verletzt, erwarten vom Partner in einem bestimmten Moment Verständnis, das dieser Ihnen aber zunächst nicht entgegenbringt. Erst nachdem Sie miteinander gesprochen haben, sieht er Ihre innere Not und versteht Sie. Allerdings hat das nicht die erhoffte Wirkung: Sie dachten, dieses Verständnis Ihres Partners bräuchten Sie ganz dringend. Sie fühlten sich so unverstanden und alleine und nun, da er Sie versteht, fühlen Sie sich aber seltsamerweise gar nicht so viel besser.

Warum ist das so? Weil dieses Gefühl des Alleinseins oder des Verstanden-werden-Wollens nur weggeht, wenn Sie sich selber verstehen und annehmen.

Um das zu üben, empfehle ich die Spiegel-Therapie, wie ich sie nenne. Sie ist extrem effektiv und recht einfach durchzuführen.

Sie stellen sich vor den Spiegel und schauen sich in die Augen, schauen sich an. Nehmen wahr, wie Sie aussehen, wie Ihr Blick ist, Ihre Haltung. Welche Gefühle Ihnen da gerade entgegenkommen. Das Ganze geschieht ohne Wertung – einfach schauen, beobachten, wahrnehmen. Und dann sprechen Sie es aus, was Sie da wahrnehmen, und erzählen sich selber, was Sie so bedrückt, wovor Sie Angst haben und was Sie so fertigmacht.

Probieren Sie ruhig auch, mit sich zu schimpfen. Meistens geht das nicht. Denn das, was Sie sehen, der Schmerz, die Qual, die Not oder das Selbstmitleid, rührt Sie an, als hätten Sie einen geliebten Menschen vor sich, den Sie am liebsten in den Arm nehmen würden. Tun Sie es. Nehmen Sie sich verbal in den Arm. Nehmen Sie sich mit den richtigen Worten für Ihrer Situation an. Schauen Sie sich tief in die Augen und sagen Sie sich all das, was wichtig ist in dem Moment. Nur Sie selber und Ihr Spiegelbild zählen. Sie werden erstaunt sein, wie gut das tut. Das kleine Mädchen/der kleine Junge in Ihnen wartet darauf, endlich gehört und angenommen zu werden. Das kann sehr befreiend sein.

### Übung zur Spiegel-Therapie

Stellen Sie sich vor Ihren Spiegel und schauen Sie sich in die Augen. Was sehen Sie? Beschreiben Sie sich in dem Moment. Sind sie traurig, frustriert, verbittert? Sind sie sich selbst gegenüber ehrlich oder versuchen Sie, etwas zu verstecken oder sich etwas vorzumachen? Wen sehen Sie im Spiegel? Die Person, die Sie sein wollen? Wenn nicht, was fehlt der Person im Spiegel? Was braucht sie? Wie können Sie sie unterstützen? Was müssen Sie sagen, damit sie sich gesehen fühlt?

Schreiben Sie es auf!

## Langstreckenläufer werden

Jedes Mal, wenn ich das Wort »Langstreckenläufer« lese, schreibe oder denke, muss ich an einen ehemaligen Mitschüler denken. Nennen wir ihn Simon. Er war etwas übergewichtig und nicht gerade sportlich. Dazu war er Raucher und weltlichen Genüssen nicht gerade abgeneigt. Er war ein lustiger und sympathischer Zeitgenosse. Seine Freundin war sehr sportlich und dünn. Die beiden waren trotz dieser Unterschiede jahrelang zusammen. Irgendwann kriselte es und Simon wollte für seine Freundin wieder attraktiver sein. Er wollte abnehmen. Sein Entschluss war sehr fest, auch der, dafür Sport zu machen. Er zog sich also Sportkleidung an und rannte los, übergewichtig, untrainiert und völlig unsportlich, dafür aber mit einem eisernen Willen ausgestattet. Sie dürfen dreimal raten, wie weit er kam.

Streckenmäßig kam er schon sehr weit, bestimmt mehrere Kilometer. Seinem eigentlichen Ziel aber kam er keinen Zentimeter näher. Denn er rannte so lang, bis seine Oberschenkel vom Aneinanderreiben zu bluten begannen, er gab auf und konnte die nächsten Tage wegen Wundheilungsschmerzen nicht trainieren. Nach mehreren Tagen war von seinem einst so starken Entschluss nichts mehr übrig und alles blieb beim Alten.

Ich fand das damals sehr bemerkenswert. Ich konnte Simon in jedem Punkt verstehen und bewunderte ihn für seinen eisernen Willen, bis zum Schmerz zu laufen. Gleichzeitig sah ich, dass sein Verhalten nicht zielführend war. Etwas in ihm war stärker als der Entschluss zu laufen. Etwas, dass ihn auf die Couch zog, ihn ein Bier öffnen und sich eine Zigarette anzünden ließ. Was aber war es? Inzwischen bin ich dahintergekommen, warum auch der beste, tollste und kühnste Entschluss manchmal im Sande verläuft. Heute würde ich sagen: Da liefen Selbstsabotageprogramme in ihm ab. Mit seinem Ziel, schlank und sportlich zu sein, das er durch Laufen zu erreichen versuchte, verband er inzwischen nicht mehr nur Attraktivität, sondern auch Verzicht und Qualen. Da der Mensch aber in der Regel darauf ausgerichtet ist, Schmerz zu vermeiden, lockte ihn mehr das, was er mit Genuss verband: Essen, die Couch, Zigaretten und Alkohol. Sein innerer Dialog lief wahrscheinlich so ab, dass er ausreichend Gründe dafür fand, dass er in einem Augenblick (und im nächsten und übernächsten natürlich auch) nicht laufen, sondern besser etwas anderes, etwas Angenehmes tun sollte. Es ist immer wieder verblüffend, wie wir uns selber manipulieren, uns die Dinge schönreden, Gründe und Ausreden finden, um etwas, das wir uns vorgenommen hatten, nicht zu tun, weil sich seine Durchführung als unangenehm herausstellt.

Was dagegen hilft? Am besten Erfahrung und Zeit. Je älter man wird, desto leichter durchschaut man sich – wenn man denn will –, desto mehr Referenzerlebnisse lassen sich gedanklich anführen. Voraussetzung ist hier wieder absolute Ehrlichkeit sich selbst gegenüber und sich in Geduld zu üben – genau das, was der HPUler nicht kann. Aber wenn wir nicht lernen, Geduld zu haben, verpassen wir viel Positives. Das heißt nicht, dass Sie in jeder Situation geduldig sein oder bleiben müssen. Aber seine gesteckten Ziele erreicht man in der Regel nicht über Nacht. Damit man sie erreicht, muss man zum »Langstreckenläufer« werden. Man nimmt sich nicht nur ein Ziel vor, sondern macht auch einen Plan, wie man es erreichen kann. Und tut sofort einen Schritt zur Umsetzung, irgendeinen kleinen Schritt – sonst läuft man Gefahr, dass alles nur Theorie bleibt! Nutzen Sie die Macht des Augenblicks.

Das ist wichtig, weil das Anfangen sofort Energie gibt und weil wir immer nur diesen einen Moment haben. Es gibt nur das Jetzt, immer nur diesen Augenblick, in dem wir in der Wirklichkeit leben. Das ist alles, was wir beeinflussen können. Nicht das Gestern, nicht das Morgen, nur das Jetzt!

Wir können nur in diesem Augenblick handeln und nur jetzt die ersten Schritte in Richtung unseres Zieles unternehmen, ebenso wie wir jetzt alles ausbaden müssen, was wir an Fehlern in der Vergangenheit gemacht haben. Die Konsequenzen all unseres vorausgegangenen Handelns und Denkens (auch des Denkens!) tragen wir jetzt! Das ist ein guter und äußerst gewichtiger Grund, noch einmal gründlich darüber nachzudenken, was wir wirklich wollen. Und als Nächstes, warum wir es wollen. Es geht ja um unser zukünftiges Leben im Jetzt. Und nur, wenn wir Gründe haben, die stark genug sind, werden wir durchhalten, wenn es Hindernisse und Probleme auf unserem Weg gibt.

» *Über Nacht berühmt wird man nur dann, wenn man tagsüber hart dafür gearbeitet hat.* «

*Howard Carpendale*

Nehmen Sie sich also Zeit und machen Sie eine Liste. Schreiben Sie alles auf, was Sie an Materiellem haben wollen in diesem Leben, was Sie sich für Ihre Familie und Ihre Beziehung wünschen, was Sie beruflich erreichen wollen, welcher Mensch Sie sein wollen usw. Werten und zensieren Sie nicht. Schreiben Sie einfach alles auf. Was ist Ihre Bestimmung? Warum sind Sie auf diesem Planeten? Versuchen Sie, auch diese Fragen zu beantworten.

Dann schauen Sie sich Ihre Liste an und sortieren Sie sie. Suchen Sie die drei wichtigsten Aussagen in jedem Bereich heraus und legen Sie fest, in welchem zeitlichen Rahmen Sie sie verwirklichen wollen: innerhalb eines Jahres, in 3, 5 oder 10 Jahren.

Wenn Sie diese Liste haben, dann schreiben Sie auf, warum Sie diese Ziele erreichen wollen. Finden Sie für jedes Ziel mehrere starke Gründe.

Ein Ziel könnte z. B. sein, Sie wollen sich fit und stark fühlen und wieder leistungsfähig sein. Dann wäre ein guter Grund: damit Sie Geld verdienen und arbeiten können oder damit Sie Energie haben, um abends noch Ihrem Partner ein Gegenüber zu sein, oder damit Sie sich weniger ängstlich fühlen müssen, weil Sie dann Ihre Aufgaben besser bewältigen können.

Unzufriedenheit im Jetzt ist ein starker Motivator zur Veränderung. Fühlen Sie, was es jetzt mit Ihnen macht, dieses oder jenes nicht zu haben oder zu sein. Und spüren Sie, stellen Sie sich vor, welche Möglichkeiten sich Ihnen eröffnen, wenn Sie Ihr Ziel erreichen. Spüren Sie es mit jeder einzelnen Zelle Ihres Körpers. Dann werden alle Nervenzellen an der positiven Umsetzung arbeiten und Ihr Ziel wird Sie sozusagen magisch anziehen.

Es gibt so viele Anleitungen für Motivation und Erfolg. Und alle zeigen Wege auf, die tatsächlich funktionieren. Warum nutzt sie der HPUler nicht? Weil er meistens von klein auf gelernt hat, dass er sich selber, seinen Einschätzungen, seinem Körper, seinem Geist, nicht voll vertrauen kann. Immer wieder gab es ja auch in der Vergangenheit Schwachstellen, Einbrüche, Fehler. Folglich meint der HPUler, dass solche Gesetze für alle anderen gelten, aber nicht für ihn. Deswegen steht er lieber an der »Klagemauer« und konzentriert sich darauf, seine Symptome zu studieren und alle Aktionen auf später zu verschieben, wenn er sich besser fühlt.

Je stärker wir uns mit unserem Ziel emotional verbinden, umso mehr wird uns unser Unterbewusstsein unterstützen. Wenn wir all unser Denken und unser Tun auf eine bestimmte Sache ausrichten, sehen, hören, fühlen und erleben wir in unserer Umwelt nichts anderes mehr. Haben Sie das nicht auch schon erlebt? Sie wünschen sich etwas ganz sehnsüchtig und plötzlich sehen Sie überall Menschen, die es schon haben? Frauen mit einem Kinderwunsch z. B. sehen überall nur Mütter und Kinderwagen. Oder Sie wollen ein neues Auto und auf der Straße fällt Ihnen immer wieder die bestimmte Marke auf, die Sie ins Auge gefasst haben. So funktioniert unser Gehirn. Es bekommt von unseren Sinnesorganen Augen, Ohren, Geruchs- und Geschmackssinn und der Haut eine Überfülle an Informationen. Wir würden es nicht verkraften können, wenn all diese Informationen ungefiltert in unserem Bewusstsein ankämen. Stattdessen filtert unser Gehirn die wichtigsten Signale für uns heraus.

Diesen Fokus, auf den sich unsere Sinne richten, können wir lenken und dadurch Informationen in unser Denken miteinbeziehen, die wir vorher nie in Betracht gezogen hätten, oder ganz plötzlich geschehen Dinge, die wir vorher für unmöglich gehalten hätten.

Was hat das jetzt mit unserem Langstreckenläufer zu tun? Sehr viel, denn es geht darum, zu begreifen, dass Wünschen alleine nicht ausreicht, um etwas zu bekommen. Im Wartemodus wird sich nichts tun. Wir müssen auf allen Ebenen an unserem Ziel arbeiten, damit wir es verwirklichen können. Und wir brauchen dazu Ausdauer. Wir müssen lernen, uns selbst konstruktive Fragen zu stellen, unsere Sabotageprogramme aufzudecken, und wir müssen unsere Gründe, starke Gründe, kennenlernen, aus denen wir etwas wollen. Gesund zu sein, leistungsfähig und fit zu sein, ist ein erstrebenswertes Ziel. Und es ist erreichbar. Lassen Sie Ihr Ziel nicht los, nur weil Sie als HPUler mit einer Aufmerksamkeitsspanne von manchmal nur 10 Sekunden kämpfen! Ihre Konzentrationsspanne lässt sich mit den richtigen Mikronährstoffen verlängern! Nutzen Sie das Potenzial, dass Sie dadurch zurückgewinnen!

### Übungen, um Langstreckenläufer zu werden

1. Was wollen Sie?
2. Was wollen Sie wirklich in Ihrem Leben erreichen, besitzen oder sein?
3. Wer oder wie wollen Sie sein in den nächsten 3 Monaten? In den nächsten 3 Jahren, im Laufe Ihres Lebens? Beschreiben Sie sich möglichst genau im jeweiligen Zeitfenster.
4. Was wollen Sie besitzen in den nächsten 3 Monaten? In den nächsten 3 Jahren, in den nächsten 10 Jahren?
5. Was macht Sie glücklich? Was genießen Sie? Warum?
6. Was macht Sie freudlos und traurig? Warum?
7. Was wollen Sie in Ihrem Leben verbessern?
8. Welchen Schmerz haben Sie in der Vergangenheit mit dieser möglichen positiven Veränderung assoziiert?
9. Welches Vergnügen haben Sie damit assoziiert, es nicht zu tun?
10. Was wird es Sie kosten, wenn Sie diese Veränderung nicht vornehmen? Welchen Schmerz können Sie spüren, wenn Sie dieses Ziel nicht angehen und nicht erreichen? (Beschreiben Sie es in allen schmerzvollen Einzelheiten!)
11. Was werden Sie sein oder haben, welche Freude werden Sie empfinden, wenn Sie durchhalten und Ihr Ziel erreichen? (Malen Sie es sich in allen Farben, Gerüchen, Bewegungen, Gefühlen etc. aus, so detailliert wie möglich.)

## Neuinterpretation von Erlebtem

Warum ist es so wichtig, Erlebtes anders oder neu zu interpretieren, und was bedeutet das genau? Ob ich etwas negativ oder als positiv bewerte, hängt von meiner inneren Einstellung ab. Erleben ist letztlich immer eine Interpretation meiner Wahrnehmungen, eine Deutung von Wirklichkeit. Leben bedeutet auch, Schicksalsschläge, Krankheit und Tod hinnehmen zu müssen. Aber ob ich daran zerbreche oder nicht, entscheidet nicht das Ereignis, sondern die Art und Weise, wie ich damit umgehen kann.

Ich habe diese Erfahrung selbst gemacht, als ich innerhalb kurzer Zeit zwei Pferde, die mir sehr ans Herz gewachsen waren, verlor. Erst starb mein in die Jahre gekommener Friese an einer plötzlich auftretenden Kolik und dann der 3-jährige Hengst, den ich nach ihm kaufte. Als mein alter Friese Willum starb, habe ich sehr getrauert. Das Pferd bedeutete mir sehr, sehr viel und ich habe es wirklich geliebt. Willum war wunderschön und hatte mich so viele Jahre durchs Leben begleitet. Ate, der 3-Jährige, sollte ein Neuanfang sein. Doch seine Kastration war nicht gut verlaufen. Er musste nachoperiert werden. Nach 2 Wochen waren wir alle guter Dinge, es hieß, ich könne ihn bald mit nach Hause nehmen. Dann kam aus heiterem Himmel eine Verschlechterung seines Zustandes, und ich musste die Hoffnung auf Gesundung aufgeben. Ich verabschiedete mich von meinem Pferd, entschuldigte mich für alles, was ich ihm angetan hatte (die Kastration war ja in meinem Auftrag erfolgt). Ich konnte nichts mehr für ihn tun. Am späten Abend rief der Tierarzt an und bat mich um die Erlaubnis, ihn einzuschläfern. Ich ließ Ate gehen, auch wenn ich den Schmerz kaum ertragen konnte. Und dann stieg plötzlich aus dem Nichts ein einziger klarer Gedanke in mir auf: nicht noch einmal. Ich würde um dieses Pferd nicht noch einmal so trauern, wie ich um Willum getrauert hatte. Ich wusste plötzlich mit absoluter Gewissheit, dass mich das krank machen würde. Und das würde ich nicht zulassen! Ich weinte ein einziges Mal. Und danach trocknete ich meine Tränen.

Heute danke ich beiden Pferden, denn sie haben mir geholfen, mich meinen Ängsten vor Krankheit und Tod zu stellen.

Manch einer, dem Tiere nicht viel bedeuten, wird wohl nicht verstehen, wie sehr man um Tiere trauern kann, aber darum geht es nicht. Was ich Ihnen mit dieser Geschichte sagen wollte, sind zwei Dinge:

1. Trauer ist auf physischer Ebene eine extreme Form von Stress, und Stresserleben ist sehr individuell.
2. Die Bedeutung, die ich einem Ereignis oder einer Sache gebe, ist entscheidend dafür, wie ich es erlebe. Und damit steht auch mein Leiden in meiner eigenen Verantwortung.

Nach Willums Tod war ich lange Zeit nur noch tief traurig und war wie paralysiert. Ich hatte einen guten Freund verloren, mit dem ich viele wunderbare Momente erlebt hatte. Ich habe so tief getrauert, mein Körper war so gestresst, dass mir die Schilddrüse »entgleiste«. Ich entwickelte die Autoimmunerkrankung Hashimoto-Thyreoiditis. Plötzlich hatte ich Probleme mit Nahrungsmittelunverträglichkeiten, wurde immer dicker, schlief abends am Tisch ein. Ich machte die Erfahrung, was es bedeutet, eine Schilddrüsenstörung und eine Autoimmunerkrankung zu haben, und ich durfte lernen, sie zu heilen. Das hat Willum mir geschenkt. Das ist die Bedeutung, die ich diesem Ereignis gebe. Durch Ates Tod konnte ich erkennen, wie sehr mir der Stress der lang andauernden Trauer geschadet hatte, und ich war nun in der Lage zu entscheiden, dass ich das so nicht noch einmal zulassen wollte. Um Willum trauern zu dürfen, war selbstverständlich in Ordnung, schließlich hatte ich einen großen Verlust erlitten. Mein Pferd war tot, für immer weg, und das war schlimm. Es fehlte mir so sehr. Doch über viele Wochen und Monate hinweg traurig zu sein, war etwas anderes. Heute möchte ich sagen, dass ich ein Stück weit wohl meine Traurigkeit regelrecht pflegte. Ich war überzeugt davon, dass das so sein musste. Ich fühlte mich in der Situation absolut als »Opfer« und wollte diese Haltung gar nicht aufgeben.

Es ist schon erstaunlich, was Gedanken bewirken können. Grundsätzlich darf ich mit meinem Leben machen, was ich will – auch mich selbst durch Gedanken zugrunde richten. Bis ich es vielleicht merke und mich dazu entschließe, es anders zu machen. Die Frage, die ich mir dafür stellen muss, lautet: »Wer bin ich wirklich und wer wähle ich zu sein?« Dieser Satz stammt aus »Gespräche mit Gott« von Neal Donald Walsh. Ich frage mich das fast täglich. Ich finde ihn sehr machtvoll, diesen Satz. Wenn es also um Schicksalsschläge geht, dann fragen Sie sich, welche Bedeutung diese Ereignisse für Sie haben oder hatten. Und dann fragen Sie sich, welche weitere Bedeutung sie sonst noch für Sie haben könnten. Suchen Sie nach anderen Deutungsmöglichkeiten. Darin steckt sehr viel Kraft. Nutzen Sie die Hilfe solcher Fragen. Versöhnen Sie sich mit Ihrer Vergangenheit, und zwar durch eine Änderung im Denken. Das können Sie tatsächlich schaffen. Es ist unglaublich effektiv, dem Denken eine neue Richtung zu geben.

Die erste mutige, bewundernswerte Persönlichkeit, die mir dazu einfällt, ist die junge amerikanische Surferin Bethany Hamilton, die bei einer Haiattacke in Australien einen ganzen Arm verliert. Sie überlebt nur knapp und muss ihr Leben anschließend komplett neu sortieren. Einfache »Handgriffe« gehen nicht mehr. Sie ist auf Hilfe angewiesen. Manch einer würde das für den Rest seines Lebens bleiben, resignieren, sich in seine Opferrolle verkriechen oder ganz verzweifeln. Nicht so diese junge Frau. Sie will alles alleine können, trainiert mit dem anderen Arm, und steigt sogar wieder aufs Surfbrett. Das mag zunächst verrückt klingen. Doch ich denke, es ist die beste Art und Weise, einen solchen Unfall ins eigene Leben zu integrieren und erfolgreich zu verarbeiten. Sie empfindet es ihrer eigenen Aussage nach als Gnade Gottes, die Haiattacke überlebt zu haben, und ehrt Gottes Schöpfung, indem sie mit Leidenschaft Ihrer Berufung, dem Surfen, nachgeht.

Mein Tipp: Suchen Sie sich Vorbilder für die Herausforderungen, die Ihnen Ihr eigenes Leben stellt. Finden Sie heraus, was diese Menschen angetrieben hat, wie sie das geschafft haben, was Sie sich für Ihr eigenes Leben wünschen. Wie haben sie belastende Erlebnisse bewertet? Sie können leichter von Menschen lernen, die in ähnlichen Situationen waren wie Sie selbst und diese bewältigt haben, die das bereits haben oder sind, was Sie selber für sich haben oder sein wollen. Wenn Sie deren erfolgreiches Verhalten nachahmen und auf Ihre eigenes Leben übertragen können, werden Sie Ihrem Ziel schneller näherkommen.

## Etwas wirklich wollen

Um ein Ziel zu erreichen, reicht es nicht, sich etwas zu wünschen. Und es reicht auch nicht, etwas nur zu versuchen. Wenn ich mit Patienten in der Praxis z. B. über Nahrungsmittelunverträglichkeiten spreche, ihnen die Zusammenhänge erkläre und sie dann anschließend frage, ob sie die von mir ausgesprochenen Empfehlungen einhalten werden, höre ich oft ein »Ja, ich versuche es«. Und die Patienten meinen das in dem Moment wirklich ernst. Doch mir als Therapeutin reicht das nicht. Denn ich weiß, dass das Unterbewusstsein so NICHT arbeitet. Wenn ich etwas nur zu tun »versuche«, wird es bei dem Versuch bleiben. Wenn ich etwas Bestimmtes will, muss ich es TUN. Haben Sie schon einmal versucht, mit dem Rauchen aufzuhören? Hat das geklappt? Oder haben Sie hundertmal aufgehört und jedes Mal wieder angefangen? So ist das mit dem Versuchen, es ist mühsam und es ist sogar anstrengend. Es kostet in meinen Augen sehr viel mehr Kraft, als wenn man sich entschließt, etwas zu tun und das auch wirklich umzusetzen. Denn beim Versuchen bleiben immer Fragezeichen und Sie diskutieren mit sich, ob das nun richtig ist oder nicht oder ob es etwas bringt und wie groß der Verzicht ist usw. Wenn Sie sich aber entschlossen haben, etwas Bestimmtes durchzuführen oder einzuhalten, dann war es das. Ein Entschluss steht fest und ist im Geiste unverrückbar. Das ist dann so und wird nicht mehr gedanklich hin und her bewegt. Sie spüren eine Verpflichtung für Ihren Entschluss. HPUler tun sich mit vielen Dingen deswegen so schwer, weil sie sich selbst und die Welt anzweifeln und sich gedanklich im Kreis bewegen, mit der Überlegung immer wieder von vorne beginnen. Das macht das Leben oft sehr kompliziert.

» *Wenn ein unordentlicher Schreibtisch einen unordentlichen Geist repräsentiert, was sagt dann ein leerer Schreibtisch über den Menschen aus, der ihn benutzt?* «

*Albert Einstein*

Denken Sie an den Raucher, der versuchen will, mit dem Rauchen aufzuhören. Wie viele Menschen mit Zigaretten begegnen ihm? Er sieht überall Raucher, sieht jede Werbung für Zigaretten und überall eine Möglichkeit zu einer Rauchpause. Hat ein Nichtraucher die gleiche Wahrnehmung? Wahrscheinlich nicht. Ein Nichtraucher sieht nicht bewusst das Plakat an der Litfaßsäule für Zigaretten. Und die Leute, die vor einem Restaurant oder einer Veranstaltung auf der Straße mit ihrer Zigarette stehen, nimmt er nur beiläufig wahr, aber sicher nicht als Verzicht im Sinne von »Die da haben was, was ich auch haben möchte«.

Das Gehirn mit seinem »Radar« wird dem, der nur etwas versucht, tausendfache Möglichkeiten bieten, doch schwach zu werden. Das ist normal, denn der Filter ist so eingestellt. Das Gehirn arbeitet noch am Thema des Versuches und ist sich unsicher, ob das wirklich durchführbar ist. Die Prüfung im System läuft noch. Viel einfacher als ein Versuch ist ein Entschluss. Das Thema wurde dann endgültig bearbeitet, der Entschluss wirkt wie ein Filter, der ungünstige Wahrnehmungen als unwichtig aussortiert, sodass sie das Bewusstsein nicht ständig beschäftigen. Denn von den vielfachen Eindrücken, die sekündlich auf uns einstürmen, muss das Gehirn das herausfiltern, was wirklich für uns wichtig ist. Und deswegen frage ich Sie oder meine Patienten in der Praxis: Was wollen Sie wirklich? Werden Sie sich darüber klar und dann entschließen Sie sich dazu mit allen damit verbundenen Konsequenzen. Das macht das Leben leichter. Mehr dazu lesen Sie im Abschnitt »Bewusst Regeln erfinden« (Seite 109). Wenn ich wirklich gesund sein will und nicht nur versuche, es zu sein, dann muss ich mich fragen, was ich dafür zu tun bereit bin. Und wenn klar ist, dass ich für die Aufrechterhaltung meiner Gesundheit selber verantwortlich bin, kann ich ins Handeln kommen und meinen Anteil am Genesungsprozess leisten. Mit einem klaren Entschluss kann man alles Mögliche erarbeiten. Wenn man Zweifel hat, bleibt es in vielen Fällen bei einem Versuch.

### Übung zur Neuinterpretation von Erlebtem

1. Benennen Sie etwas, das Sie in der Vergangenheit erlebt haben, und schreiben Sie auf, was es für Sie bedeutet.
2. Nun finden Sie andere Deutungsmöglichkeiten. Was könnte das Erlebte noch bedeuten?
3. Was will mir das Erlebte mitteilen? Welcher übergeordnete Sinn könnte hinter all dem liegen?
4. Wie könnte ich besser mit dem Erlebtem umgehen?
5. Was könnte ich tun, um die Situation in diesem Moment zu verbessern?
6. Wer hat eine solche Situation oder etwas Ähnliches auch schon erlebt? Wie ist derjenige damit umgegangen? Was hat er in dieser Situation getan?

## Naturgesetze akzeptieren

Als Biologin vertrete ich die Meinung, dass die Welt, so wie wir sie kennen, gewissen Gesetzmäßigkeiten unterworfen ist. Das Erkennen dieser Gesetzmäßigkeiten oder Naturgesetze hilft uns dabei, das, was wir wahrnehmen oder erleben, besser zu verstehen. Am einfachsten ist das vielleicht nachzuvollziehen, wenn wir dabei an physikalische Gesetze denken. Nicht zufällig steht die Physik übrigens als Wissenschaft der Philosophie sehr nahe. Beide fragen nach den Wirkkräften, die die Welt in Bewegung halten und die das, was geschieht, erklärbar oder sinnhaft machen. Naturgesetze werden entsprechend definiert als »Regelmäßigkeiten im Verhalten realer Systeme«.

Wenn ich stolpere, dann fliege ich nicht nach oben weg, sondern falle aufgrund der Schwerkraft nach unten auf den Boden. Auch wenn ich der Meinung bin, dass das anders sein sollte – es lässt sich nicht ändern! Die Schwerkraft ist ein Naturgesetz, dem jedes Lebewesen unterworfen ist und das für uns lebensnotwendig ist. Ohne Schwerkraft kann unser Körper auf die Dauer nicht überleben. Das weiß man spätestens seit Beginn der Raumfahrt. Kaum etwas bereitet Astronauten im All größere Probleme als die Schwerelosigkeit, auch wenn das zunächst ein faszinierendes Gefühl ist.

Neben allgemeingültigen Naturgesetzen gibt es aber auch individuelle Gesetzmäßigkeiten, die z. B. eine physiologische Störung wie HPU mit sich bringt. Diese gilt es zu beachten. Wenn HPU-Patienten z. B. der Meinung sind, dass ihr Körper oder ihr Stoffwechsel einfach perfekt funktionieren sollten und normales Essen dafür ausreichend sein muss oder dass ihr Darm Konservierungsstoffe und Chemikalien tolerieren sollte, ohne Beschwerden zu bekommen, dann missachten sie solche Gesetzmäßigkeiten.

Es kommt also darauf an, die individuellen »Naturgesetze« zu erkennen und zu akzeptieren, anstatt dagegen anzukämpfen oder sie zu ignorieren. Sie werden sich deshalb nicht verändern!

### Übung zum Umgang mit Naturgesetzen

1. Überlegen Sie, was Sie vorher gegessen oder getan haben, wenn es Ihnen körperlich nicht gut geht: Was habe ich gestern gegessen? Könnte das etwas mit meinem aktuellen Körpergefühl zu tun haben?
2. Können Sie aufgrund dieser Empfindungen eine individuelle Gesetzmäßigkeit für sich beschreiben (z. B.: »Immer wenn ich Gluten esse, bekomme ich Durchfall, Bauchschmerzen oder Muskelschmerzen«)?

## Zur eigenen Spiritualität finden

Die Natur ist für mich persönlich Ausdruck eines allumfassenden Geistes. In der Natur finde ich zu Ruhe, Entspannung und Kraft. Draußen auf den Wiesen und

Feldern, im Wald, am See oder in den Bergen fühle ich eine tiefe Verbundenheit mit dem Leben, aber auch mit einer transzendenten Wirklichkeit. Dieses Gefühl des Verbundenseins mit der Natur, mit anderen, aber auch mit einer übergeordneten göttlichen Kraft nennt man Spiritualität. Der Begriff hat für jeden von uns eine etwas andere Bedeutung, er hat aber immer mit der Suche nach Sinn und Bedeutung im eigenen Leben in Verbindung mit der Welt um uns herum zu tun. In seinem Buch »Spiritualität – Eine psychologische Untersuchung« beschreibt der Psychologen Rudolf Sponsel Spiritualität als mehr oder minder bewusste Beschäftigung »mit Sinn- und Wertfragen des Daseins, der Welt und der Menschen und besonders der eigenen Existenz und der Selbstverwirklichung im Leben«.

» *Ich unterscheide zwischen Spiritualität und Religion. Religion ist für Menschen, die Angst davor haben, in die Hölle zu kommen; Spiritualität ist für Menschen, die dort schon waren.* «

*Timothy J. Mordaunt*

Anders als die Physik beschäftigt sich Spiritualität nicht mit den physikalischen Naturgesetzen, sondern mit der existenziellen Dimension des Daseins als Mensch. Früher dachte man deshalb, Spiritualität und Naturwissenschaften seien zwei völlig voneinander zu trennende Bereiche. Das eine habe mit dem anderen nichts zu tun und die Wissenschaft beweise, dass es »keinen Gott« gibt. Doch je tiefer wir in der Erforschung der Materie kommen und in die Teilchen-Welt eindringen, desto näher kommt die Biophysik der Spiritualität oder geistigen Welt. Man kommt immer mehr zu der Einsicht, dass es eben keinen Widerspruch gibt zwischen diesen beiden Bereichen, sondern dass beide zeigen, dass es noch etwas anderes geben muss, »was die Welt im Innersten zusammenhält«.

Warum ist das wichtig für uns im Zusammenhang mit HPU und der Vermeidung von Stresserleben? Weil es darum geht, wie ich mich selber oder ein Erlebnis definiere. Und nicht zuletzt darum, was ich glaube oder für wahr halte, welche Einstellungen ich der Welt gegenüber habe. Meine Wahrnehmungen und Erlebnisse sind immer verbunden mit meinem ganz persönlichen Bedeutung-Geben. Es hilft mir, mich nicht losgelöst von allem und alleine in dieser Welt zu fühlen, sondern eingebunden in einen erweiterten Zusammenhang. Das ist überaus wichtig, denn das Gefühl des Alleinseins oder des Getrenntseins verursacht Stress und macht krank. Zugehörigkeit ist ein elementares menschliches Bedürfnis. Es geht darum, wie viel Sinn jeder Einzelne in seinem Leben zu sehen fähig ist und wie er sich in das große Ganze einordnen kann. Sinn wird im aktuellen Erleben und vor allem ganz individuell erlebt und kann beispielweise über Verantwortung und Hingabe an eine Aufgabe entstehen.

Für HPU-positive Menschen ist es besonders wichtig, dass alles Sinn macht, auch jede einzelne Situation im Alltag. Tut es das nicht, ist etwas also in seinen Augen sinnlos, hat es in seinem Erleben keinen Platz. Eine spirituelle Lebenshaltung kann ihm dabei helfen, sein Leben als sinnvoll zu erfahren und damit Stress zu reduzieren.

Doch wie findet man nun zur Spiritualität? Ich denke, so etwas wie den einzig richtigen Weg gibt es nicht. Jeder muss ihn für sich selber erkunden und sich für seine passende Methode entscheiden. Ich habe die Beobachtung gemacht, dass es hilfreich ist, an etwas Übergeordnetes zu glauben, eine höhere Macht zumindest für möglich zu halten. Wunder erlebt nur derjenige, der an Wunder glaubt. Der Glaube versetzt bekanntlich Berge! Menschen, die an ein sinngebendes übergeordnetes Prinzip glauben, haben es in schwierigen Situationen leichter. Schicksalsschläge sind dann nicht sinnlos, sondern eher Prüfungen oder Herausforderungen.

Ich sehe die Verbindung zwischen Naturwissenschaft und Spiritualität in den Zellen und Atomen. Sie ist die Schwingung, die uns überall im Leben begegnet. Diese Verbindung ist überall vorhanden und wirksam und sie hilft mir immer wieder, an einen höheren Sinn in der Welt zu glauben. In Verbindung mit der Schöpfung, der Natur, im Einklang mit einer übergeordneten schöpferischen Kraft macht Leben viel mehr Sinn. Wir leben dann in der Gewissheit, dass wir in dieser Welt sind, um Leben zu lernen und entwicklungsfördernde Erfahrungen zu machen. Aus einem sinnvollen und erfüllten Leben heraus gebe ich keinem Zufall die Berechtigung, über mein Schicksal zu bestimmen. Diese Haltung trägt mich dann auch durch schwierige Zeiten und hilft dabei, wichtige Entscheidungen gut zu treffen und meine Weichen für mich zu stellen.

Ob ein Ding oder ein Mensch oder ein Tier oder was auch immer eine Bedeutung erhält, entscheidet allerdings jeder Mensch selbst. Alles bekommt seinen Wert durch den Sinn, den ein jeder einem Ding, einer Situation oder einem Geschöpf beimisst. Mein Leben hat also genauso viel Sinn, wie ich fähig bin »hineinzugießen«.

Das ist wichtig, dass Sie das verstehen. Denn das Leiden am sinnentleerten Leben ist weit verbreitet. Viele Depressionen haben mit der Erfahrung von Sinnlosigkeit im eigenen Leben zu tun. Sinn im Leben zu erfahren, ist heutzutage eine wirklich existenzielle Problematik. Fast 90 Prozent aller Selbstmordversuche werden aktuell mit der Sinnlosigkeit des eigenen Lebens begründet. Eine gewisse Spiritualität kann uns da vielleicht helfen.

Denn der Glaube ist das, was Berge versetzen kann. Nicht der Zweifel.

Ein Beispiel dafür ist ein junger Mann, der von seinem Arzt eine fatale neurologische Diagnose gestellt bekam und danach Hilfe in der Naturheilkunde suchte. Die Ärzte hatten ihm noch 12 Monate zu leben gegeben. Er erhielt einiges an Medikamenten gegen die Krankheit verschrieben, außerdem noch Psychopharmaka, weil er voller Angst war, und Schlafmittel, weil er nachts nicht schlafen konnte. Ich sagte ihm, es sei »normal«, dass man nach einer schlechten Diagnose und Prognose bestürzt sei, nachts ins Grübeln komme und tagsüber freud- und hoffnungslos oder panisch reagiere. Solche Zustände und Empfindungen sind wichtige Signale und Reaktionen des Körpers und der Seele auf Belastung und Bedrohung. Ich bat ihn, nachts, wenn er nicht schlafen könne, aufzustehen und zu arbeiten, Dinge für sich zu sortieren, Pläne zu machen, zu überlegen, was er in seinem Leben noch machen wolle, und tagsüber die notwendigen Schritte dazu einzuleiten, statt sich mit pharmakologischen Präparaten zu betäuben und andere für sich denken zu lassen. Er solle sich konkrete Ziele setzen und schriftlich festhalten, was er wirklich entscheiden wolle. Das tat er in einer bewundernswerten Weise. Er horchte in sich hinein und versuchte für sich herauszufinden, was ihm im Leben wichtig war, welche Werte ihm etwas bedeuteten und wie er das für seine momentane Situation nutzen konnte. Ich habe selten einen Patienten gesehen, der alles, was ihm sinnvoll erschien, so konsequent tat: das fachgerechte Sanieren der Zähne und das Entfernen aller Metalle aus dem Körper (Schraube nach Beinbruch), die Einnahme von mehreren Nahrungsergänzungsmitteln und das Durchführen von Ausleitungsinfusionen und sogar die Kündigung des Jobs (er hatte einen sehr strahlungsreichen Arbeitsplatz), den Umzug in eine neue Wohnung, die weniger verstrahlt war (die vorherige lag in unmittelbarer Umgebung eines Mobilfunksendemastes) und das Ändern wichtiger Lebensinhalte. Er kaufte sich einen Hund, weil er sich schon lange einen gewünscht hatte, plante einen Urlaub mit seinem Sohn und allgemein mehr Zeit für diesen ein. Er übernahm die Verantwortung für sein Leben und für andere und gab ihm einen neuen Sinn.

Die meisten Menschen vertrauen sich in solch einer Situation aus Angst und Hilflosigkeit eher der konventionellen Medizin an, geben die Verantwortung ganz an die Ärzte ab und tun keinen selbst entschiedenen Schritt mehr. Sie haben große Angst davor, etwas falsch zu machen und vielleicht sogar zu sterben. Es erweist sich aber immer wieder als ausgesprochen hilfreich, in solch einer Situation genau das zu tun, was man als richtig empfindet, was man für sich herausgefunden und entschieden hat. Das kann ungeheuer viel in Bewegung bringen.

Es interessiert Sie vielleicht zu erfahren, dass die am Anfang gestellte Diagnose nach den durchgeführten naturheilkundlichen und lebensverändernden Maßnahmen hinfällig war. Nach 12 Monaten ging es dem jungen Mann blendend und er war geheilt. Die Ärzte, die die ursprüngliche Diagnose gestellt hatten, konnten sich das nicht erklären, da eine Heilung bei dieser Diagnose unmöglich sei. Das erleben wir in der Naturheilkunde zum Glück (oder Gott sei Dank?) öfter.

### Übungen zum Finden der Spiritualität

1. Bei allem Schlechten, was ich in meinem Leben erlebt habe, was kann ich auch Gutes daran finden? Warum war diese Erfahrung doch förderlich für mich? Schreiben Sie es auf.
2. Wofür kann ich hier und jetzt dankbar sein? Notieren Sie hierzu mind. 5 Punkte.
3. Gehen Sie bewusst und mit offenem Geist spazieren. Täglich mind. 30 Minuten in der Natur.
4. Machen Sie kleine kontemplative Übungen, lernen Sie Entspannungstechniken. Finden Sie heraus, was zu Ihnen passt (z. B. Yoga, Feldenkrais, Progressive Muskelentspannung nach Jacobson etc.
5. Üben Sie sich in bewusstem Zuhören und Sehen. Achten Sie dabei auch auf Ihren Atem.
6. Beschäftigen Sie sich mit dem Leben der Pflanzen und der Tiere.

## Vorbereitet zu sein, schafft Sicherheit

Das wusste schon der kleine Prinz von Antoine de Saint-Exupéry: Wenn man Angst vor etwas hat, dann muss man sich damit vertraut machen. Dann muss man es kennenlernen, es studieren und sich dafür interessieren. Wissen kann zu innerer Stärke verhelfen und gegen die Angst hilfreich sein. Ein solches Wissen können wir auch nutzen, wenn es um das Management unseres eigenen Stoffwechsels geht. Je mehr ich über meinen eigenen Körper und seine lebendigen Funktionen weiß, desto besser kann ich mir in bestimmten Situationen helfen, desto angstfreier und ruhiger kann ich sein, weil ich auf alle Eventualitäten vorbereitet bin. Das Gefühl, auf etwas gut vorbereitet zu sein, hilft massiv gegen Ängstlichkeit. Gut vorbereitet zu sein entspannt und festigt innerlich.

» *Wenn Du Dich vor etwas fürchtest, interessiere Dich dafür.* «
*Wendy Palmer*

Sich immer wieder den gleichen oder ähnlichen Situationen auszusetzen, die uns etwas Schwieriges abverlangen und uns sogar belasten, die Angst machen, und dabei jedes Mal unvorbereitet zu sein, ist absolut nicht förderlich. Trotzdem verhalten wir uns oft genauso und ändern an dieser Situation nichts, sondern leben mit der Angst, die uns auf allen Ebenen, körperlich wie auch geistig und seelisch, stresst. Dieser Stress macht uns krank und Angst über einen langen Zeitraum verändert den Stoffwechsel. Das haben wir in den einleitenden Kapiteln erörtert. Erinnern Sie sich? Stress führt zur Cortisol-Ausschüttung und aktiviert uralte Überlebensmechanismen, die auf Dauer unsere Organe und vor allem die Nebennieren erschöpfen.

Ein Beispiel für ein langanhaltendes Angst-Stress-Ereignis könnte z. B. die Angst vor einer Krebserkrankung sein, weil man meint, man sei genetisch vorbelastet. Krebs als Stresssyndrom wäre in diesem Fall dann tatsächlich eine sich selbsterfüllende Prophezeiung.

Dr. Waltraut Fryda, eine bekannte Krebsforscherin, hat Organkrebs als ein Adrenalinmangelsyndrom beschrieben, also als Folge eines durch Dauerstress erschöpften Körpers. Adrenalin ist unser Flucht-oder-Kampf-Hormon. Es stellt die Gefäße weit und sorgt so u. a. für eine gute Sauerstoffversorgung. Ist sein »Gegenspieler« aktiver, das sogenannte Noradrenalin, dann bleiben die Gefäße eher eng, der Stofftransport und die Sauerstoffversorgung können nicht mehr so gut funktionieren. Der Körper übersäuert. Defekte Zellen, die nicht als solche vom Immunsystem aussortiert werden, schalten leicht bei solch einem Zustand auf Gärung um, entziehen sich der Kontrolle der Nachbarzellen und fangen mit wildem Wachstum an. Unterschwellige Angst als Dauerstressor erschöpft die Adrenalinbildung und kann sich also durchaus negativ auf den Stoffwechsel auswirken.

Nun kann ein Mensch mit seiner möglichen Angst, genetisch vorbelastet zu sein, unterschiedlich umgehen. Die Vogel-Strauß-Taktik, d. h. den Kopf bildlich gesprochen in den Sand zu stecken, ist eine Möglichkeit. Eine weitere könnte sein, sich mit der Materie vertraut zu machen und dieses Wissen immer mehr zu präzisieren, z. B. indem man es durch die Erkenntnisse der Epigenetik erweitert. Die Epigenetik beschäftigt sich mit Änderungen in Genfunktionen, die nicht auf Mutationen beruhen, also nicht in der DNA-Struktur nachgewiesen werden können, aber dennoch ein anderes Erscheinungsbild des Individuums bewirken. Dann wüsste man u. a., dass es zwar eine genetische Grundausstattung gibt, dass aber äußere Einflüsse wie Ernährung, Entgiftung, Gefühle etc. einen entscheidenden Anteil daran haben, was die Gene im betroffenen Menschen bewirken. Man könnte also aufgrund dieses Wissens statt angstvoll passiv abzuwarten, proaktiv vorgehen, also in die Verantwortung gehen und sich beispielsweise in der Konsequenz um eine gute Ernährung, mehr Sport, eine funktionierende Entgiftung etc. kümmern. Proaktiv zu sein, also sein Leben selbst zu gestalten, führt einen Menschen immer aus der passiven Rolle des Erleidens heraus und damit auch aus der Angst.

Danach kann unser Kopfkino aufhören und man kann sich tatsächlich beruhigen. Aus meiner Sicht gibt es dabei keinen besseren oder schlechteren Weg. Was auch immer für den betroffenen Menschen funktioniert und ihm zur Gesundung und Beruhigung der Psyche hilft, ist in Ordnung. Nur in der Angst stecken zu bleiben, nichts zu tun, die Angst zu verdrängen und jeden Tag doch wieder neu zu erleben, das ist weder zielführend noch sinngebend.

### Übung zur Befreiung von Angst

1. Wovor habe ich am meisten Angst? Machen Sie eine Liste; schreiben Sie einfach alles dazu auf!
2. Was ist für mich dabei das Schlimmste, das mir passieren kann?
3. Was passiert mit mir auf körperlicher Ebene, wenn ich daran denke?
4. Könnte die Angst noch eine andere Bedeutung haben? Hat sie mit Erinnerungen zu tun?
5. Seit wann habe ich diese Angst? Woher kommt die Angst? Welche Gedanken lösen sofort Angst aus? Welche früheren Erfahrungen wirken als Auslöser für Angst?
6. Was brauche ich, um mich trotz dieser Angst sicher fühlen zu können? Trost, Zuspruch, das Verständnis und die liebevolle Anerkennung eines Partners? Die Nähe zur Natur?
7. Was will mir diese Angst sagen? Welches übergeordnete Thema liegt darüber?
8. Wofür ist die Angst gut? Wozu motiviert sie mich, was für einen starken Anstoß erfahre ich über diese Angst? Hilfe zu Entscheidungen und Lösungen?
9. Umarmen Sie Ihre Angst. Wählen Sie eine Methode, die für Sie stimmig ist: als bildliche Darstellung, in der Fantasie, als inneres Rollenspiel.
10. Beschäftigen Sie sich mit Ihrer Angst, verdrängen Sie sie nicht. Das würde Angst in der Regel nur noch größer und bedrohlicher machen. Arbeiten Sie mit der Angst. Gehen Sie ihr in kleinen Schritten entgegen, nehmen Sie die Angst in sich an. Was Sie annehmen, wird sofort sanfter und weniger bedrohlich. Machen Sie aus einer großen Aufgabe viele kleine, sodass »der Job« für Sie übersichtlicher und einfacher wird.
11. Versuchen Sie, im Zusammenhang mit der Angst Gründe dafür zu finden, dass Sie trotz allem dankbar sein könnten. Wofür können Sie in genau diesem Moment Dankbarkeit spüren? Wo Dankbarkeit ist, kann keine Angst sein. Wenn Sie Wege finden, Dankbarkeit zu empfinden, verschwindet die Angst und weicht einem Gefühl von Fülle und innerem Reichtum. Mit etwas Übung funktioniert es mit der Zeit immer besser und Sie werden sehen, dass dadurch der Geist auch in angstvollen Momenten klar werden kann.

## HPU-positiv – so klappt's auch mit dem Partner

HPU-positive Menschen können in einer Partnerschaft ganz schön anstrengend sein. Das gilt für Männer genauso wie für Frauen. Allerdings gibt es sehr viel mehr HPU-Frauen als HPU-Männer, insofern werden sich hier wahrscheinlich hauptsächlich Leserinnen wiedererkennen – bei HPU-Männer sieht die ganze Situation aber ähnlich aus.

Eigenschaften, die den HPUler und die HPUlerin in einer Partnerschaft durchaus schwierig für den Partner erscheinen lassen, sind übertriebene Ängstlichkeit und auch ein hohes Kontrollbedürfnis. Sie sind manchmal bevormundend und besonders die HPU-Frau kann zyklusabhängig »zickig« sein und beim kleinsten Auslöser zur Furie werden.

Doch neben all dem Anstrengenden und Negativen können HPUler auch warmherzige, offene und humorvolle Lebensgefährten sein, intelligent, einfühlsam und einfach nur wunderbar liebenswert. Der HPUler und die HPUlerin gehen mit dem Partner durch dick und dünn und sind immer bereit, auch wenn es hart auf hart kommt, zu helfen und sich einzusetzen. In einer Ehe oder Partnerschaft sind allerdings die manchmal unkalkulierbaren Stimmungsschwankungen des HPU-Partners nicht einfach auszuhalten.

Hier einige Aussagen, die besonders von HPU-Frauen oft bejaht werden:

- Meine Ungeduld hindert mich, im Jetzt zu sein, wirklich da zu sein.
- Ich spüre eine ständige Bereitschaft zu Alarm und Angst.
- Ich muss alle Aufgaben sofort und 150-prozentig erfüllen.
- Ich muss alles liefern und erledigen. Dabei quäle ich mich zu jeder Leistung.
- Ich fühle mich abgetrennt von mir selbst.
- Ich bin emotional schnell extrem aufgebracht.
- Ich brauche so viel Zuwendung, Aufmerksamkeit, Liebe.

### Angst als Hauptursache

Wenn Angst das existenzielle Thema der HPU-Frau oder des HPU-Mannes ist, dann ist ihnen Sicherheit äußerst wichtig. Unsicherheit und Angst gehen Hand in Hand. Sie möchten und müssen sich sicher fühlen dürfen, angenommen und verstanden (auch wenn sie sich selber manchmal nicht verstehen). Besonders die HPU-Frau braucht einen sicheren Hafen und eine starke Schulter, an die sie sich anlehnen kann. Gute Gespräche und schon allein die Gesprächsbereitschaft ihres Partners können ihr Sicherheit vermitteln. Sie kann sich dann angenommen und im besten Fall verstanden fühlen, was zu einer Stressreduktion und damit zu einer Verminderung von Angst führt. Und natürlich dazu, dass sie wieder ruhiger wird.

## Das gelingende Gespräch mit dem HPU-positiven Partner

Wichtige Vorbemerkung: Da es sehr viel mehr HPU-Frauen als HPU-Männer gibt, wird im Folgenden meist von der HPU-Frau gesprochen, das Gesagte gilt aber natürlich genauso für den HPU-Mann.

> » *Verstanden werden ist ein Luxus.* «
> *Ralph Waldo Emerson*

In ihrer inneren Not will die HPU-Frau durch die offen und ehrlich mitgeteilten Gefühle ihres Partners erlöst werden, eine Erleichterung durch echte Nähe spüren. Zuerst ist ihr natürlich die eigene Gefühlswelt wichtig, die Mitteilung. Da braucht sie Empathie, Zuhörenkönnen, Einfühlungsvermögen auf jeder Ebene sowie Respekt, Akzeptanz und eine gute Reaktion des Partners. Idealerweise schafft es der Partner im Gespräch, ebenbürtig und achtsam zu sein und sich dabei trotzdem selbst zu vertreten, sich nicht zu unterwerfen oder in sein Schneckenhaus zurückzuziehen. Wenn die HPU-Frau durch die ehrliche Anteilnahme des Partners spürt, dass er da ist und bereit, für sie zu sorgen, führt das zu Nähe und damit zu Entlastung in ihr. Ein gelingendes Gespräch führt zu einer guten Begegnung und immer zu einer Reduktion von Stress. Es sind archaische Strukturen, die da hervortreten. Das Gefühl »Er ist da, er sorgt sich um mich und er sorgt für mich« berührt uralte Erfahrungsbereiche des weiblichen Gehirns. Dabei ist es egal, ob sie Mutter, Kindergärtnerin oder Geschäftsfrau ist. Andersherum ist es für Männer nicht so wichtig, ihre Gefühle mitzuteilen, sondern für ihre Frau etwas zu TUN. Wenn der Mann es schafft, das TUN ins Gespräch zu legen (empathisches Zuhören, vielleicht auch mal über die Beziehung reden und nicht nur über die anstehenden Aufgaben), dann sind das beste Vorrausetzungen, damit ein Gespräch tatsächlich gelingen kann.

Angenommen zu sein und sich verstanden fühlen zu dürfen, das ist das, was sich eine HPU-Frau wünscht. Gleichzeitig erscheinen diese Frauen oft dominant und für die Außenstehenden stark. Nicht selten übernimmt in dieser Konstellation die Frau die starke Rolle in der Partnerschaft. Das kann wiederum für den Mann in seinem Rollenverständnis als »Macher« problematisch werden. Die weiblichen und männlichen Anteile der Partner scheinen ausgetauscht zu werden. Die Frau lebt mehr männliche Anteile, der Mann mehr weibliche. Das führt vor allem dann zu Problemen, wenn einer der Partner oder beide eigentlich eher traditionelle Rollenbilder vertreten, also eine klare Vorstellung davon haben, wie er bzw. sie zu sein hat. Kontrolle auszuüben, die Dinge im Griff zu haben, perfekte Abläufe zu organisieren, Sicherheit statt Angst erleben zu wollen, das führt zu dieser stark und aggressiv wirkenden Haltung der HPU-Frau.

In meiner Praxis muss ich täglich »meine Frau stehen«. Wenn ich aber zuhause bin, höre ich auf, alles alleine entscheiden und selber machen zu müssen, und kann die Verantwortung mit meinem Mann teilen und seine Liebesbeweise und Geschenke annehmen.

## Mit Vorwürfen und Streit umgehen

Der Partner der HPUlerin kann an manchen Tagen nichts richtig machen, so scheint es zumindest. Mein Rat lautet dann: Bleiben Sie dennoch bei sich und Ihrer inneren Gelassenheit. Bleiben Sie im Gespräch. Fragen Sie nach, wie es ihr geht. Lassen Sie sich über Gefühle, Empfindungen und Situationen berichten, ohne einen Rat zu geben oder irgendetwas zu korrigieren. Geben Sie einen angesprochenen Fehler ruhig zu, eine Nachlässigkeit oder eine Unachtsamkeit. Unterdrücken Sie Ihren Fluchtreflex und fragen Sie stattdessen, was Sie machen können oder wie Sie helfen können. Vielleicht hilft es, zu verstehen, dass Ihre Partnerin gerade versucht, die Welt in sich und um sich herum zu ordnen, ihre Hilflosigkeit zu überwinden. Es ist der Versuch, durch Kontrolle Sicherheit zu gewinnen, der sich manchmal in Tiraden von Vorwürfen Bahn bricht. Vielleicht fühlt sich Ihre Partnerin gerade körperlich oder seelisch erschöpft. Alles ist zu viel oder sie hat aus einem bestimmten Grund Angst oder erlebt eine erhöhte physiologisch bedingte Angstbereitschaft. Wie auch immer, bleiben Sie stabil und innerlich da. Ziehen Sie nicht in Ihr Schneckenhaus zurück. Stellen Sie sich vor, Sie seien ein Fels in der Brandung.

Gelegentlich werden die Vorwürfe in der oben genannten Situation auch sehr lautstark und aggressiv vorgebracht, etwa indem die HPU-Frau den Partner unvermittelt anschreit. Um hässliche Streitereien zu vermeiden und die Partnerin nicht zu verletzen, ziehen Männer dann gern den Kopf ein und verfallen in Schweigen. Sie fühlen sich möglicherweise emotional erpresst und erniedrigt und ziehen sich innerlich zurück. Das ist aber leider oft keine brauchbare Lösung, denn HPU-positiven Menschen geht es in dem Fall nicht darum, einen Streit vom Zaun zu brechen. Die lautstarken und wütenden Vorwürfe der HPU-Frau bedeuten in Wahrheit, dass sie sich absolut hilflos fühlt, völlig überfordert oder dass sie einfach fertig mit den Nerven ist. Zugegeben, das ist eine etwas einfache Übersetzung ihres inneren Zustands und für den, der das aushalten muss, kann das zuweilen schon schwer erträglich sein. In den beschriebenen Situationen steht der Partner fast immer ratlos da, und weiß gar nicht, was gerade passiert ist und woher das Gewitter so plötzlich kommt.

Wenn die HPU-Frau ihren Partner anschreit, herrscht in der Regel das Gefühl der Unsicherheit, des Nicht-geliebt- bzw. Nicht-verstanden-Werdens in ihr vor, und das ist scheinbar in dem Moment durch nichts zu heilen oder zu besänftigen. Der entscheidende Faktor ist dabei der Stress in ihrem Körper, eine physiologische Grundbedingung für so eine heftige Aktion.

Wenn es der HPU-Frau gelingt, in diesen Momenten eine gute Selbstdistanz und ein besseres Selbstverständnis zu erreichen und sich und ihren Körper auch in dieser Situation anzunehmen und verstehen, könnte sie wieder eine Verbindung zu ihrer Mitte knüpfen und damit zu ihrer eigenen Liebesfähigkeit. Eng mit der Liebe verbunden ist immer der Respekt – Respekt gegenüber der eigenen Person und gegenüber dem Partner.

Was kann der Partner in dieser Situation tun? Am besten im Gespräch bleiben. Die Voraussetzung dafür ist, dass Sie als Partner verstehen und erkennen, dass die HPU-Frau in Not ist, Sie im Grunde um Hilfe ruft und nicht Sie persönlich mit der Schimpftirade gemeint sind. Nehmen Sie also nicht alles persönlich, bleiben Sie in Ihrer eigenen inneren Sicherheit und Achtsamkeit.

Die HPU-Frau kann in einer solchen Situation mit Hilfe von HPU-Selbstcoaching-Methoden (Seite 108) ihr Verhalten beeinflussen und sich durch Selbstreflexion beruhigen. Allerdings setzt das voraus, dass diese Techniken immer wieder geübt und vergegenwärtigt werden. Und auch wenn Sie als Paar die Hintergründe besser verstehen und dadurch gegenseitiges Verständnis üben, geht es jeden Tag einen Schritt in die richtige Richtung.

Die hier geschilderten Probleme erleben wir in der Praxis relativ häufig, besonders auch bei Patientinnen mit Störungen in der Nebennieren-Schilddrüsen-Achse. Diese sind oft bisher nicht medizinisch bekannt und die Patientinnen wurden aufgrund von Angst- und Panikattacken zum Psychiater und Psychologen überwiesen.

## Was ist der sekundäre Krankheitsgewinn?

Vom sekundären Krankheitsgewinn spricht man, wenn die Krankheit und die damit verbundenen Situationen unbewusst aufrechterhalten werden, weil das Kranksein das bewirkt, was der Patientin wichtig ist: Zuwendung und Aufmerksamkeit durch ihre Umwelt zu bekommen. Es besteht also gar nicht unbedingt der Wunsch, etwas daran zu ändern, denn damit würde ja etwas sehr Bedeutendes mit verschwinden. Das geschieht aber wohlbemerkt nicht bewusst, ist also keine kalte Berechnung, sondern läuft eher als unbewusster Mechanismus im Verhalten ab. Die Folge: Die HPU-Frau ist tief unzufrieden, fühlt sich prinzipiell abhängig und krank. Sie ist zur Selbstreflexion und Selbstdistanz nicht fähig. Der Mann zeigt sich dabei häufig sehr um seine kranke Frau bemüht, sie dominiert aber leidend und damit auch manipulierend die Beziehung.

Der Grund für dieses Verhaltensmuster liegt oft darin, dass viele HPU-Frauen bereits einen wahren Leidensweg mit unzähligen Behandlungsversuchen hinter sich haben, ohne wirklich Hilfe zu bekommen. Diese Erfahrung verfestigt sich und es gibt kaum Chancen zur persönlichen Entwicklung, geschweige denn zur Heilung. Dies blockiert den HPU-positiven Menschen, denn die Grundvoraussetzung dafür, gesund zu werden und auch dafür, eine gelingende Partnerschaft zu führen, ist, dass man die Krankheit wirklich überwinden, dass man gesund sein will.

Treffen Sie als HPUler eine Entscheidung zugunsten Ihrer Gesundheit, setzen Sie sich ein Ziel, das Ihnen wirklich erstrebenswert erscheint, formulieren Sie Regeln dafür und halten Sie sich daran – jeden Tag, in kleinen Schritten und mit dem Gefühl der inneren Verpflichtung für Ihre Heilung. Ein klarer Entschluss, ein klarer Gedanke kann entscheidend sein.

Um einem sekundären Krankheitsgewinn seitens des HPU-Patienten beizukommen, kommt der Partner mit Liebe, Gesprächsbereitschaft und Unterstützung nicht weiter, dann helfen nur klare Regeln und Vereinbarungen. Dann ist es wichtig, Manipulationsversuche aufzudecken und den Partner bzw. die Partnerin nicht im Kranksein zu unterstützen, sondern darin, die Eigenverantwortlichkeit für Gesundheit und Partnerschaft zurückzuerlangen.

### Übung für HPU-Frauen und -Männer

1. Bei welchem Anlass waren Sie heute zickig und ungerecht?
2. Wie könnten Sie stattdessen mit solch einer Situation umgehen? Wie würden Sie sich lieber von außen in einer solchen Situation sehen?
3. Werden Sie sich Ihrer Wut bewusst. Worüber sind Sie wütend und warum?

### Übung für Partner von HPU-Patienten

1. Welche tiefere Bedeutung könnte das verletzende Verhalten Ihres Partners/Ihrer Partnerin haben?
2. Wie fühlt er/sie sich gerade? Hat er/sie Angst oder fühlt sich unsicher oder alleine?
3. Fragen Sie aus echtem Interesse heraus, schauen Sie den Partner/die Partnerin dabei direkt an und bleiben Sie zugewandt.
4. Wenn Sie das Gesagt nicht persönlich nehmen müssen, wie können Sie ihm/ihr dann in der Situation besser begegnen?
5. Was können Sie ihm/ihr schenken? Einfach so, ohne Vorbedingungen?

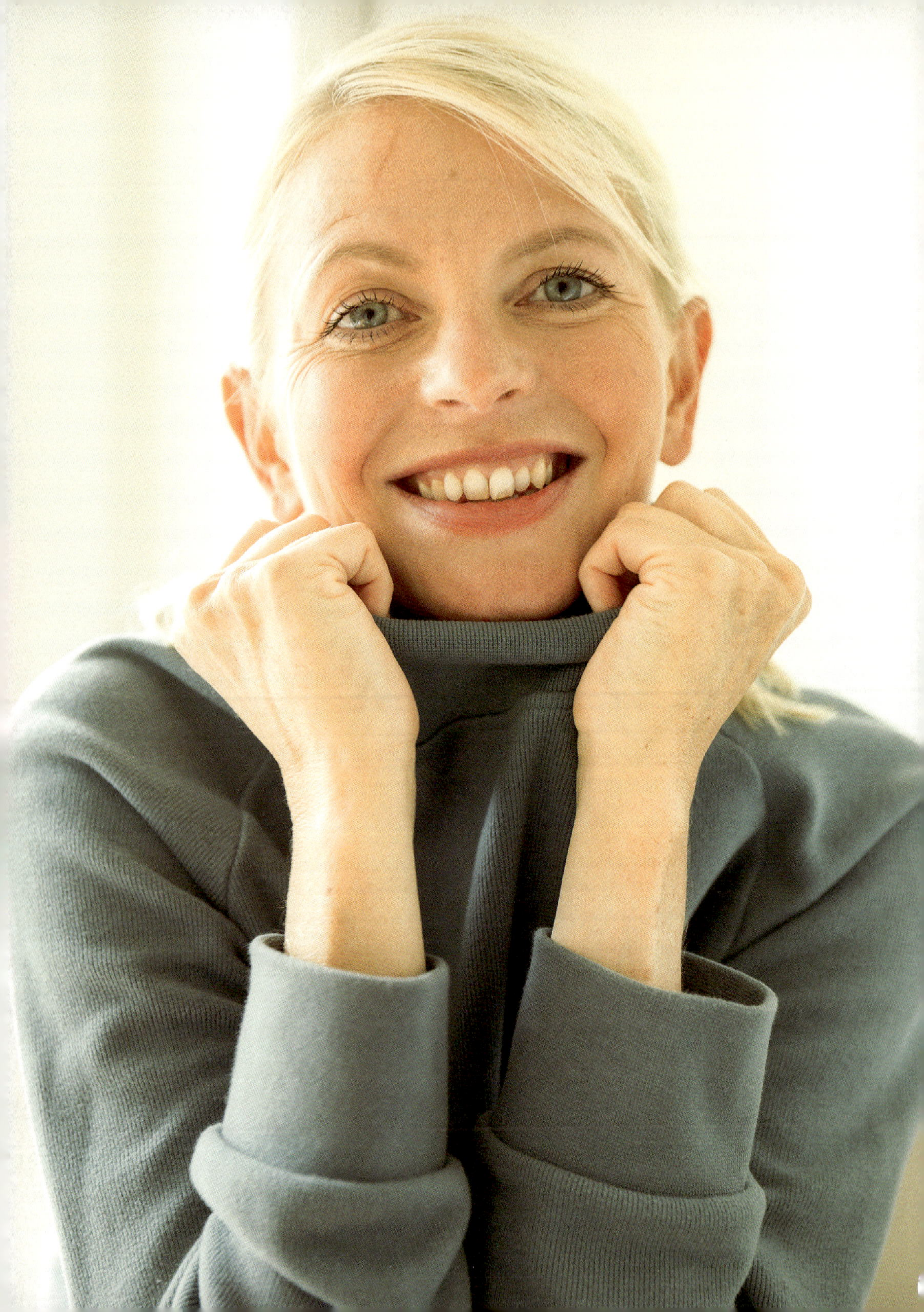

# HPU-Guiding nutzen

Potenzialentfaltung ist auch im Alltag möglich.

# Hilfreiches zum Schluss

Zwei Aspekte sind besonders wichtig, um das Ruder in seinem Leben selbst in die Hand zu nehmen: wissen, was man wirklich will, und ein gutes HPU-Management.

Wenn ich meine Patienten in der Praxis frage: »Welche drei Ziele wollen Sie in den nächsten drei Monaten erreichen?«, bekomme ich zum Teil eigenartige Antworten wie z. B. »einfach überleben« oder »den Urlaub planen«. Das scheint mir für eine erfüllende Lebensplanung etwas wenig zu sein, oder? Wenn ich solche Ziele habe, darf ich nicht enttäuscht sein, wenn mein Leben so unbefriedigend ist, wie es ist. Ich nenne diese Haltung den Wartemodus: darauf warten, dass das Glück vom Himmel fällt. Doch selbst wenn es fallen würde, würden es Menschen mit einer so vagen Ausrichtung wahrscheinlich gar nicht erkennen können, weil sie nicht wissen, wonach sie eigentlich Ausschau halten.

## Du kannst es! – Sich selber Mut machen

Ein Sprichwort sagt: »Wenn ich nicht weiß, wohin ich will, ist kein Weg der richtige.« Sich vom Leben benachteiligt zu fühlen, ist also nicht zuletzt eine Frage der eigenen Erwartungen und der Anstrengung, die man darauf verwendet, Ziele zu erreichen. Das Leben gibt einem meist genau das, was man erwartet oder worauf man seinen Fokus richtet. Wenn ich nur irgendwie überleben will, wird nicht viel mehr dabei herauskommen.

» *Der Mensch ist das, woran er glaubt.* «
*Anton Tschechow*

Ein sehr eindrückliches Beispiel dafür, eigene Ziele zu verwirklichen, ist für mich die Sängerin Nena. In einem Interview erzählte sie, wie sie mit Lampenfie-

ber, Aufregung und Selbstzweifeln in jungen Jahren vor ihren ersten Auftritten vor Angst fast umkam. Doch sie ging auf die Bühne und hatte plötzlich den umwälzenden und befreienden Gedanken, dass die Angst ihr nicht dient, sondern sie nur daran hindert, das zu tun, was sie wirklich machen will, nämlich auf der Bühne stehen und singen. Aus einer solchen gedanklichen Klarheit heraus, die wirkliches Erkennen ermöglicht, kann man auch einen klaren Entschluss fassen: »Ich werde jetzt rausgehen und singen!« Nena hat sich also nicht in ihre Angst hinein verloren, sondern sie hat mit ihrer Angst gearbeitet, sie zuerst angenommen. Dann hat sie eine Entscheidung getroffen. Das ändert von einem Moment auf den anderen alles. Eben noch hat man sich mit zittrigen Knien kaum auf den Beinen halten können und das Gefühl gehabt, man werde gleich ohnmächtig, und dann ist man plötzlich wieder Herr oder Frau der Lage. Die Knie zittern immer noch, aber man tut es, weil man es will. Weil man es wirklich will: kein Opfer der eigenen Gedanken sein, sondern bewusst im Denken und Handeln bleiben. Wir alle haben die Kraft und die Möglichkeit, unsere Gedanken zu lenken uns zu entscheiden, was wir selber denken wollen. Wir sind Mit-Schöpfer, auch unserer inneren Welt. Diese kann sich völlig verändern, wenn man weiß, was man will und warum man es will. Die meisten Menschen machen sich das zu wenig bewusst.

Angst oder Unsicherheit könnten demnach Zeichen dafür sein, dass man sein Ziel nicht kennt, dass man nicht weiß, was man will. Bildlich gesprochen wäre das wie ein Schiff, das ohne Kapitän oder ohne Steuerung auf dem Meer der Möglichkeiten treibt. Ein manövrierunfähiges oder ein nur dahintreibendes Schiff, das ist gefährlich. Es kann Schlagseite bekommen, auf ein Riff laufen, von einer Welle umgerissen werden. In einer solchen Situation Angst zu haben, wäre absolut normal. Vielleicht will Ihnen Ihre Angst vermitteln: Nimm das Ruder in die Hand, mach was! Entscheide dich!

### Übung Vision-Board

1. Machen Sie also eine erste Liste mit dem, was Sie tief in Ihrem Innern wirklich wollen, in ganz freier Fantasie, ohne Bedingungen und Begrenzungen.

2. Ihre Überlegungen sollten nicht völlig realitätsfern sein (z. B.: »Ich will Königin von England werden«), aber dennoch ohne große Beteiligung Ihres logischen Verstandes oder der Vernunft frei fließen. Vermeiden Sie Rückgriffe auf begrenzende Erfahrungen. Denken Sie groß, seien Sie ruhig ein bisschen verrückt.
3. Schreiben Sie alles auf, möglichst mindestens 15 bis 20 Ideen, die Ihnen gekommen sind. Sie können danach natürlich jeden Tag alles wieder verändern, ein Ziel rauswerfen oder ein anders dazu nehmen.

Nach der ersten Liste der Einfälle bearbeiten Sie die Formulierungen folgendermaßen:

1. Stellen Sie sich vor, Sie hätten alles bereits erfolgreich erreicht und blickten dankbar darauf. Formulieren Sie also jeden Satz oder jeden Punkt Ihrer Liste in Ruhe um. Alle Aussagen sollen den folgenden Bedingungen entsprechen: Das Ziel ist positiv formuliert, konkret und faktisch. Alles ist bereits jetzt glücklich erreicht und Sie schauen die inneren Bilder voller Dankbarkeit an!
2. Nun gehen Sie daran und finden für jedes Ziel, jeden Wunsch, jede Vision eine bildliche Darstellungsform. Malen Sie z. B. eine Skizze oder schneiden Sie ein Foto aus oder erschaffen Sie auf irgendeine andere Weise eine Darstellung oder symbolische Form Ihres Zieles. Und dann fügen Sie alles zu einem großen Bild zusammen. Basteln Sie sich daraus ein Vision-Board! Nehmen Sie einen großen Bogen Papier, vielleicht DIN A3, machen Sie ein Mosaik aus Ihren Zielen. Sie können diese auch nach Themen gruppieren, wie Beruf, Liebe, Besitz, Erfolgen oder bestimmten Fähigkeiten.
3. Im nächsten Schritt prägen Sie sich Ihr Vision-Board ein. Sehen Sie es immer wieder an, studieren Sie es. Und rufen Sie es geistig dann mehrmals täglich ab – stellen Sie sich immer wieder vor, was auf Ihrem Bild der Visionen zu sehen ist.

Die Bilder und die Inhalte der Visionen werden in Ihr Unterbewusstsein Eingang finden. Und von hier aus werden Sie Impulse, Kraft und erhellende Anregungen bekommen, um Ihre Ziele Wirklichkeit werden zu lassen.

Wenn Sie Ihre innere Kommunikation beobachten und Ihr Denken so beeinflussen können, dass Sie selbst bestimmen, was Sie glauben und was Sie für wahr halten, haben Sie schon einen großen Schritt vorwärts in Richtung eines befriedigenden, selbstbestimmten Lebens getan. Gehen Sie nun noch einen Schritt weiter und sprechen Sie sich ganz bewusst selber Mut zu, indem Sie Aussagen über sich selbst positiv formulieren. Lösen Sie Sätze auf, die ein »Ich kann nicht …« beinhalten. Orientieren Sie sich an Lösungswegen und Möglichkeiten, glauben Sie an Ihre Visionen und Ihre Vorstellungen von Erfolg.

### Übung zu »Positiv formulieren«

Jeder Ihrer ausgesprochenen Sätze formt sich vorher in Ihrem Gehirn. Sie können bemerken, welche Wörter Sie gleich aussprechen werden. Und jetzt führen Sie für sich die Regel ein, dass Sie künftig die Wörter »kein« und »nicht« meiden werden. Sie könne spüren, wenn Sie gleich diese beiden Worte in den Mund nehmen wollen. Aber nun gilt: »Kein« und »nicht« erfordern ab sofort eine Alternative! Sie können alles, was Sie ausdrücken möchten, auch ohne diese beiden Wörter formulieren. Üben Sie sich darin, die Dinge positiv zu formulieren. Überlegen Sie, was Sie wirklich wollen, anstatt zu erklären, was Sie nicht wollen. Und dann formulieren Sie neu, z. B.:

- statt: »Ich will jetzt nicht fernsehen« überlegen Sie: »Will ich vielleicht lieber etwas lesen oder mit meinem Partner ein Gespräch führen?«
- statt: »Ich will noch nicht nach Hause gehen« überlegen Sie: »Will ich vielleicht noch etwas bleiben?«

Der Verzicht auf »kein« und »nicht« wird Sie viel näher zu sich selbst bringen, wird Sie insgesamt positiver und selbstbestimmter machen, weil Sie nachdenken müssen, was Sie stattdessen lieber wollen. Das kann sehr erkenntnisreich sein. Wir alle brauchen positive Erfahrungen, Referenzerlebnisse, die uns selbstbewusster werden lassen. Fangen Sie daher im Kleinen mit den Übungen an. Was Sie im Kleinen eingeübt haben, werden Sie auf die großen Dinge des Lebens übertragen können. Feiern Sie noch so kleine Erfolge. Wenn Sie das, was Sie schaffen, geringschätzen, wie wollen Sie sich dann selbst als wertvoll erachten? Sie werden dadurch allmählich andere Denkweisen entwickeln, um mit Misserfolgen und vor allem mit Erfolgen umzugehen!

## Lassen Sie sich coachen!

Sie haben das Gefühl, dass mehr, viel mehr möglich wäre, Sie aber nicht leistungsstark genug dafür sind? Oder Sie haben das Gefühl, Sie drehen sich im Kreis und finden allein nicht den Weg heraus? Sie würden gerne sowohl physisch als auch psychisch vorwärtskommen, aber irgendetwas wirft Sie immer wieder zurück? Das ist für HPUler in einer Krise fast normal. Doch die gute Nachricht lautet: Sie müssen nicht alles alleine können. Nutzen Sie unsere Erfahrung mit Ihrem besonderen Stoffwechsel. Auch erfolgreiche Sportler, Top-Manager oder auch Künstler haben einen Coach oder Trainer. Jeder, der etwas lernen will, der seine Fertigkeiten worin auch immer verbessern will, muss das nicht allein auf sich gestellt tun. Man kann sich immer einen Lehrer suchen, der einem etwas beibringt und einen auf dem Weg des Lernens begleitet. Das gilt für jeden von uns. Wenn Sie sich weiterentwickeln wollen, gesünder und glücklicher sein wollen, dann holen Sie sich dafür Hilfe. Suchen Sie sich also Unterstützer und Mentoren. Aber auch Vorbilder können hilfreich sein, suchen Sie sich Menschen, die ihre Ziele gefunden und verwirklicht haben, und eifern Sie ihnen nach. Es geht um Ihr Ziel, Ihre Begeisterung dafür und die konsequenten kleinen Schritte dahin.

Wenn Sie sich also eine bessere Zukunft für sich vorstellen können und wissen, dass Sie diese erreichen wollen, wenn Sie bereit sind, daran zu arbeiten, künftig anders im Leben zu stehen, dann packen Sie es an! Gerne helfen wir Ihnen in Ihrer aktuellen Situation als HPUler bei der Verwirklichung Ihrer Träume und Visionen. Wir helfen Ihnen, aus Ihrem gedanklichen Karussell auszusteigen, damit Ihr Denken eine klare Richtung bekommt. Wir unterstützen Sie bei der Zielfindung und der Entwicklung Ihres Potenzials. Wir, das sind: HPU-Guide Dr. Tina Maria Ritter (Dipl. Biol. und HP) & Klaus Steinborn (Dipl.-Psych.) (Kontaktdaten, Seite 154)

## Ernährungstipps bei HPU

Bei einer individuell richtigen Ernährung geht es um das Fernhalten von Stressoren, die einem auf körperlicher und geistiger Ebene nicht guttun. Das Immunsystem der HPUler reagiert in der Regel auf ein Übermaß an Gluten (Weizen), Milchzucker (Laktose) und Milchprotein (Casein, also Kuhmilchprodukten), Soja und Eier. Mehr dazu lesen Sie im Abschnitt »Richtige Ernährung ist individuell« (Seite 55). Der von HPU Betroffene tut also gut daran, diese Lebensmittel zu meiden. Hier finden Sie Vorschläge, wie eine für HPU verträgliche Einkaufsliste oder Mahlzeit aussehen könnte. Wenn Sie Ihre Allergene kennen und diese labortechnisch nachgewiesen wurden, halten Sie sich bitte an Ihre individuelle Liste!

### HPU-konforme Mahlzeiten

Im Folgenden sind einige Anregungen für ein abwechslungsreiches Frühstück (Seite 148), Mittagessen (Seite 150) und Abendessen (Seite 151) aufgeführt.

Diejenigen, die Dinkel vertragen, können ein Dinkelbrot oder Brötchen mit Butter und Schaf- oder Ziegenkäse bzw. Wurst zum Frühstück essen. Eine Eiweiß-Komponente ist zum Start in den Tag wichtig für die Nebennieren. Marmelade, zu viel Obst oder Schokoladenaufstriche können Ausnahmen sein, sollten aber nicht die Regel darstellen. Ich persönlich starte in einen guten Tag mit einem Smoothie, mit dem ich meine Mikronährstoffe einnehme, dann folgt ein Chiasamenpudding mit Zimt und anschließend ein Eiweißshake. So ist mein Blutzucker für lange Zeit stabil und ich bin für den Tag gut gerüstet.

Mein Mittagessen besteht in der Regel aus Gemüse und Fleisch – das ist die »Low-Carb-Variante«. Sparen Sie nicht an guten Fetten, sondern wenn möglich eher an Kohlenhydraten. Am Abend esse ich dann sättigende Kohlenhydrate.

## HPU-konforme Einkaufsliste (es sei denn, Sie sind allergisch gegen ein bestimmtes hier aufgeführtes Nahrungsmittel)

| Lebensmittelgruppe | Typische Produkte |
|---|---|
| Getreide | Buchweizen<br>Dinkel<br>roter und schwarzer Reis<br>Quinoa |
| Gewürze | Fenchelsamen<br>Kapern<br>Knoblauch<br>Kreuzkümmel<br>Meersalz<br>Paprikaflocken, scharf<br>Pfeffer<br>Senf<br>Vanille |
| Hülsenfrüchte | Erbsen<br>Kichererbsen<br>Linsen<br>rote Bohnen<br>schwarze Bohnen<br>weiße Bohnen |
| Gemüse | Auberginen<br>Blumenkohl<br>Brokkoli<br>Chinakohl<br>Fenchel<br>Grünes Blattgemüse<br>Kartoffeln<br>Salat (aller Art)<br>Lauch<br>Möhren<br>Paprika, gelbe und rote<br>Pastinaken<br>Pilze<br>Salatgurke<br>Spargel<br>Spinat<br>Süßkartoffeln |
| | Tomaten<br>Zucchini<br>Zwiebeln |
| Süßungsmittel | Stevia<br>Xylitol |
| Früchte | Äpfel<br>Bananen<br>Beeren aller Art<br>Feigen, frisch<br>Granatapfel<br>Kirschen<br>Kiwis<br>Limetten<br>Zitrone |
| Fleisch und Geflügel (in Bio-Qualität!) | Hase<br>Hirsch<br>Huhn<br>Pute<br>Reh<br>Rind aus Weidehaltung<br>Schwein |
| Nüsse, Samen, Kerne (roh und ungesalzen) | Chiasamen<br>Kürbiskerne<br>Leinsamen<br>Macadamia<br>Mandeln<br>Pistazien<br>Sesamsamen<br>Sonnenblumenkerne |
| Proteinquellen | Proteinpulver (pflanzlichen oder tierischen Ursprungs) |
| Fisch und Meeresfrüchte | Alaska-Wildlachs<br>Garnelen<br>Krebse |

# Chiasamenpudding

Für eine Portion:
⏲ 35 Minuten

30 g Chiasamen • 250 ml Kokosmilch • Vanille oder Zimt

● Chiasamen mit Kokosmilch mischen, umrühren, nach wenigen Minuten erneut umrühren, dann für mind. 30 Minuten (oder über Nacht) in den Kühlschrank stellen. Den Pudding mit echter Vanille oder Zimt verfeinern.

# Eiweiß-Shake

Für eine Portion:
⏲ 2 Minuten

1–2 Esslöffel Eiweißpulver (Bezugsquelle, Seite 154) • 1 großes Glas Wasser • verschiedene Beeren (Himbeeren, Blaubeeren, Erdbeeren etc.)

● 1–2 EL des Eiweißpulvers in ein großes Glas Wasser einrühren und trinken.

● Oder die Mischung in den Mixer geben und zusammen mit verschiedenen Beeren (Himbeeren, Blaubeeren, Erdbeeren etc.) mixen.

Bei HPU geeignete Produkte sind hypoallergen bzw. aus Hanfprotein oder auch Moringa-Pulver. Ungeeignet sind dagegen Eiweißpulver, die Soja (Schilddrüsenbremser, Histamin), Molke bzw. Casein (sehr häufig unverträglich) oder Reis (mit Aluminium belastet) enthalten.
Patienten mit einer Autoimmunerkrankung sollten auch auf Protein aus Hülsenfrüchten verzichten, dazu zählen Erbsen und Bohnen.
Mit jedem Eiweißshake langsam in der Dosierung beginnen und den Darm daran gewöhnen, bis die Enddosierung erreicht ist.

## Smoothie für Einsteiger

Für zwei Personen:
⏲ 5 Minuten

Ca. 6 mittelgroße Karotten • 1–2 Orangen • evtl. grünes Gemüse

● Stellen Sie einen Saft her aus ca. 70 Prozent Karotten und ca. 30 Prozent Orangen. Hierfür ist entweder ein Entsafter oder ein Mixer nötig. Wenn Sie einen Mixer benutzen, nehmen Sie etwas weniger Karotten und geben Sie Wasser dazu, damit es nicht zu dickflüssig ist.

● Wenn Sie diesen Smoothie morgens eine Zeitlang getrunken haben, geben Sie ein paar grüne Blätter, z. B. Salat, Feldsalat oder Spinat, hinzu. Erhöhen Sie nach und nach den Anteil grüner Zutaten. Grundsätzlich kann nach einer Weile alles mit hinein, was der Kühlschrank so zu bieten hat (z. B. Chicorée, Paprika, Rote Bete, Kohlrabi-Blätter).

## Grüner Smoothie für Fortgeschrittene

Für zwei Personen:
⏲ 5 Minuten

2 Karotten • ½ Orange • ½ Gurke • ½ Avocado • ½ Kopfsalat • evtl. mit etwas Wasser verdünnen

● Stellen Sie aus allen Zutaten mithilfe eines Mixers einen trinkbaren Saft her.

● Wenn der Saft zu dickflüssig wird, verdünnen Sie ihn mit etwas Wasser.

**Variante** 2 Handvoll Baby-Spinat, ½ Kopf Romana-Salat, 1 reife Birne, 1 Handvoll Beeren, frisch gepresster Saft einer halben Zitrone, ein Zweig Petersilie oder Staudensellerie. Die Zutaten jeweils im Mixer gut pürieren, sodass ein trinkbarer Saft entsteht.

Grundsätzlich gehören in einen grünen Smoothie Früchte (die, die verträglich sind, z. B. Papaya, Mango, Beeren, Birne, Orange), Grünzeug (Salat, Spinat, Kohlblätter, optional auch Wildkräuter), optional Flüssigkeit (Mandelmilch, Wasser, Kokosmilch) und Superfoods (Chiasamen, Flohsamen, Ingwer, Zimt, Macha).

## Schwarze Reisnudeln mit Gemüse und Lachs

Für zwei Portionen
⏲ 15 Minuten

150 g Bio-Lachs• eine Zwiebel • versch. Gemüse, z. B. 1 Lauch, 1 Paprika, 1 Zucchini, Tomaten • Ghee oder Butterschmalz, • Salz, Pfeffer, grünes Bio-Pesto oder Kräuter der Provence • schwarze Reisnudeln

- Die Zwiebeln in Würfel schneiden und in einer Pfanne mit Ghee oder Butterschmalz andünsten, den Lachs ebenfalls in Streifen oder Würfel schneiden und hinzugeben, etwas anbraten. Lauch putzen und in feine Streifen schneiden, ebenso wie Paprika oder Zucchini mit anbraten. Evtl. mit Weißwein oder Wasser ablöschen. Bei mittlerer Hitze ein paar Minuten köcheln lassen.

- In der Zwischenzeit einen Topf mit Wasser zum Kochen bringen, das Wasser salzen und die schwarzen Reisnudeln hinzugeben. Nach ca. 3–5 Minuten die Nudeln abgießen und abtropfen lassen. Den Lachs mit dem Gemüse mischen und mit Salz und Pfeffer würzen, mit Pesto oder Kräuter der Provence abschmecken.

## Schnelles-Mittagessen-Pfanne

Für zwei bis drei Portionen:
⏲ 5 Minuten

200 g Bio-Rinderhackfleisch • 1 Dose Kichererbsen • 300 g braune Champignons • Bockshornkleesaat • Salz • Pfeffer • evtl. ½ Feta-Käse (Schaf oder Ziege) • 1 TL Olivenöl

- Pilze putzen, Stielenden abschneiden, halbieren und in feine Streifen schneiden.

- Kichererbsen abtropfen lassen und eventuell kurz unter fließendem Wasser abspülen.

- Olivenöl in einer großen Pfanne erhitzen, Rinderhackfleisch hinzugeben und krümelig braten.

- Kichererbsen dazugeben und 1–2 Minuten mitbraten, gelegentlich umrühren.

- Zum Schluss die Pilze dazugeben und alles mit Bockshornkleesaat, etwas Salz und Pfeffer nach Geschmack würzen.

- Pilze bis zum gewünschten Grad garen, dann Hitze reduzieren und je nach Geschmack bzw. Bekömmlichkeit Feta über den Pfanneninhalt zerbröseln, kurz schmelzen lassen.

**Das passt dazu** Dazu schmeckt ein frischer grüner Salat. Guten Appetit!

## Rote-Bete-Salat

Für eine Portion:
10 Minuten

500 g Rote Bete gekocht • 100 g Schafskäse (optional Apfelschnitze) • 40 g Walnüsse • 1 ½ EL Balsamico-Essig • 4 EL Olivenöl • 1 TL Senf • Salz • Basilikum

- Die Rote Bete in Scheiben schneiden und auf einen Teller geben. Darauf den gewürfelten Schafskäse, die gehackten Walnüsse und Basilikumblätter geben. (Optional auch ohne Schafskäse, stattdessen mit Apfelschnitzen).

- Für das Dressing Salz und Zucker im Öl und Balsamico auflösen, den Senf unterrühren. Danach über die Vorspeise verteilen.

**Das passt dazu** Die Grundlage ist verträgliches Brot (z. B. glutenfrei oder Dinkel) mit Butter und Schaf- oder Ziegenkäse oder vegetarischem Brotaufstrich ohne Hefe oder frischer Wurst

## Selbstgemachte Pommes frites

Für eine Portion:
30–50 Minuten

1 kg Kartoffel (festkochend, z. B. Rosalie) oder Süßkartoffeln • 5 El Olivenöl (oder Erdnussöl) • 2 EL gutes Steinsalz mit edelsüßem Paprikapulver mischen

- Die Kartoffeln waschen, schälen und wieder waschen, dann abtrocknen. Die Kartoffeln in Scheiben schneiden, danach in Stifte (Tipp: Es gibt auch sogenannte Pommes-frites-Schneider im Handel zu kaufen). In einer großen flachen Auflaufform mit dem Öl einen Film auftragen, die Stifte hineinlegen, mit der Salzmischung bestreuen und alles gut mischen, sodass alles gleichmäßig an den Stiften haftet.

- Das Ganze im vorgeheizten Backofen bei ca. 180 Grad Unter- und Oberhitze etwa 50 Minuten backen. Alle 10 Minuten die Stifte wenden und gegebenenfalls noch etwas Öl hinzugeben. Als Alternative kann man die Pommes frites auch in der Pfanne anbraten.

- Lecker und etwas Besonderes ist die Süßkartoffel-Variante!

# Stichwortverzeichnis

# Empfehlungen von Dr. Tina Maria Ritter

*Im Folgenden finden Sie weiterführende Empfehlungen*

## Adressen

**HPU-Guide**
Dr. Tina Maria Ritter (Dipl. Biol. und HP) & Klaus Steinborn (Dipl.-Psych.)
Alter Weg 5
69239 Neckarsteinach
www.hpu-guide.de

**Naturheilpraxis Dr. Tina Ritter**
Leibnizstraße 3
68165 Mannheim
Tel.: 0621-4187796
www.naturheilpraxis-docritter.de

### Labor für HPU-Test® und T3/T4 im 24-h-Urin

**KEAC Parkstad**
Snellius 11
52072 Aachen
Tel.: +31–45–543 92 48
E-Mail: info@keac.nl
www.keac.nl

### Labore für Neutransmitter-Diagnostik, Cortisol-Tagesprofil, Mikronährstoffprofile, Allergie-Testungen

**Lab4more GmbH**
Bavariahaus
Eingang Augustenstr. 10
80333 München
Tel.: 089–543 21 70
www.lab4more.de

**Biovis Diagnostik MVZ GmbH**
Justus-Staudt-Str. 2
65555 Limburg-Offheim
E-Mail: info@biovis.de
www.biovis-diagnostik.eu

**Alcat Europe**
August-Bebel-Str. 68
14482 Potsdam
www.alcat-europe.de

### Firmen für Nahrungsergänzungsmittel

**Heidelberger Chlorella GmbH**
In der Heidelslach 4
69181 Leimen/St. Ilgen
Tel.: 06224–92700
www.heidelberger-chlorella.de

**KEAC Parkstad**
Snellius 11
52072 Aachen
Tel.: +31–45–543 92 48
E-Mail: info@keac.nl
www.keac.nl

**Phytina GbR**
Alter Weg 5
69239 Neckarsteinach
Tel.: 06229–93 37 15
E-Mail: info@phytina.de
www.hpu-guide.de

### Firmen gegen E-Smog

Memon
www.memon.eu

Chi-Netzstecker beim VAK
www.vakverlag.de

### Glutenfreie Backwaren

www.Lovemecakes.de

### Apotheken für bioidentische Hormontherapie

Receptura Apotheke
Uni-Campus Riedberg
Altenhöferallee 5
60438 Frankfurt am Main
www.receptura.de

Markt Apotheke Greiff
Am Gasteig 4
94094 Malching
Tel.: 08573-969910
www.marktapotheke-greiff.de

### Liste mit Therapeuten in Ihrer Region

**Institut für Biophysiologie**
www.baumeister-jesch.de

**Informationen zu KPU**
Kryptopyrrolurie und die Behandlung
www.kpu-berlin.de

## Filmempfehlungen

What about Bob
Avatar
I am not your Guru
Gattaca
Besser geht's nicht
Frida
Matrix
Ziemlich beste Freunde
Mr. Magoriums Wunderladen
Hinter dem Horizont, das Ende ist nur der Anfang

# Literatur


Asgodom S. **Deine Sehnsucht wird Dich führen: Wie Menschen erreichen, wovon sie träumen.** 2. Aufl. München: Kösel; 2016

Asgodom S. 12 **Schlüssel zur Gelassenheit. So stoppen Sie den Stress.** München: Goldmann; 2008

Baumeister-Jesch L. **Einblicke in die Welt der Mikronährstoffe.** Eigenverlag; 2011

Baumeister-Jesch L, Ritter T. **Störung der körpereigenen Entgiftung durch Hämopyrrollaktamurie (HPU).** OM & Ernährung 2008; 124: F34–F39

Brakebusch L, Heufelder A. **Leben mit Hashimoto-Thyreoiditis: Ein Ratgeber.** 5. Aufl. Germering: Zuckschwerdt; 2012

Byron K, Mitchell S. **Lieben was ist. Wie vier Fragen Ihr Leben verändern können.** 19. Aufl. München: Goldmann; 2002

Christianson A. **Schlank ohne Stress: Nebennieren in Balance – Die Diät.** München: Goldmann; 2016

Csíkszentmihályi M. **Das Geheimnis des Glücks.** 18. Aufl. Stuttgart: Klett-Cotta; 2015

Däfler MN: **Stress schadet auch den Unternehmen.** FAZ vom 24.02.2012. www.faz.net/aktuell/beruf-chance/arbeitsgesundheit-stress-schadet-auch-dem-unternehmen-11655252.html (letzter Zugriff: 1.8.2017)

Erpenbach K, Schröder H: **Voll fertig! Bin ich nur müde oder schon krank? Mehr Energie und Gesundheit dank neuer Erkenntnisse aus der Mitochondrien-Medizin.** 2. Aufl. VAK; 2016

Faraji S. **Biomedizinische Untersuchungen und Behandlungsmethoden beim autistischen Syndrom und AD(H)D: Grundlagen und Praxis.** Eigenverlag; 2007

Frankl VE. **Trotzdem Ja zum Leben sagen: Ein Psychologe erlebt das Konzentrationslager.** 8. Aufl. München: Kösel; 2009

Frankl VE. **Der Mensch vor der Frage nach dem Sinn: Eine Auswahl aus dem Gesamtwerk.** München: Piper; 1985

Fryda W, Eimer HJ. **Krebs: Wie entsteht Krebs? Wie kann er behandelt werden? Eine Hypothese und erfolgversprechende Therapie.** 2. Aufl. Norderstedt: Books on Demand; 2016

Fukuda K, Straus SE, Hickie I, Sharpe MC, Dobbins JG, Kamaroff A: **The chronic fatigue syndrome: a comprehensive approach to its definition and study. International chronic Fatigue Syndrome study group.** Ann Intern Med. 1994; 121 (12); 953–9

Gottfried S. **Die Hormonkur. So bringen Sie Ihren Hormonhaushalt natürlich ins Gleichgewicht.** 3. Aufl. Kirchzarten: VAK; 2016

Gottfried S. **Die Hormondiät. Den Stoffwechsel regulieren und erfolgreich abnehmen durch Neustart des Hormonsystems.** Kirchzarten: VAK; 2016

Gröber U. **Mikronährstoffe. Metabolic Tuning – Prävention – Therapie.** Stuttgart: Wissenschaftliche Verlagsgesellschaft; 2001

Hauner H, Köster I, Schubert I. **Trends in der Prävalenz und ambulanten Versorgung von Menschen mit Diabetes mellitus.** Deutsches Ärzteblatt 2007; 104(41): A–2799

Herzner S. **Stress verhindern, Burn-out vermeiden.** Apotheken-Umschau: www.apotheken-umschau.de/Stress, (letzter Zugriff: 1.8.2017)

Hirte M. **Impfen Pro & Contra.** München: Knaur TB; 2012

Hoffer A, Saul W, Foster H. **Niacin The real Story.** North Bergen: Basic Health Pubn Inc.; 2012

Hopf-Seidel P. **Krank nach Zeckenstich: Borreliose erkennen und wirksam behandeln.** München: Knaur TB; 2008

Horn F, Moc I, Schneider N, Grillhösl C, Berghold S, Lindenmeier G. **Biochemie des Menschen – das Lehrbuch für das Medizinstudium.** Stuttgart: Thieme; 2005

Jeffries W. **Safe uses of Cortisol.** Springfield: Charles C. Thomas Publisher; 2004

Jenrich P. **Schwermetalle – Ursachen für Zivilisationskrankheiten.** Hochheim: Co'Med. Verlagsgesellschaft mbH; 2007

Kamsteeg J. **Abnormaler Verlauf der Porphyrinsynthese bei HPU-Pyrrolikern.** OM & Ernährung; 2008: 24

Kamsteeg J. **HPU – eine angeborene Porphyrinopathie?** Zs f Umweltmedizin; 2002: 3

Kamsteeg J. **HPU und dann ...?** Kerkrade: KEAC; 2005

Kapuste H. **Pyrrolurie, Vitamin B6 und Zink. Therapeutische Erfolge und offene Fragen.** Neckarsteinach: Institut für Ausbildungsforschung (gekürzte Version auf: www.kpu-berlin.de/de/For_Neu_Kapuste.html) (letzter Zugriff: 1.8.2017)

Kuklinski B. **Das HWS-Trauma: Ursache, Diagnose und Therapie.** Bielefeld: Aurum/J. Kamphausen; 2006

Kuklinski B, Schemionek A. **Schwachstelle Genick.** Bielefeld: Aurum/J. Kamphausen; 2006

Laser T. T**herapie mit Magneten-Märchen oder Realität.** 2013. www.dr-med-laser.de/artikel/magnettherapie/index.html (letzter Zugriff: 1.8.2017)

Ledochowski M. **Nahrungsmittel-Intoleranzen: Unverträglichkeiten erkennen und gut damit leben.** Stuttgart: TRIAS; 2014

Lipton B. Intelligente Zellen. **Wie Erfahrungen unsere Gene steuern.** Burgrain: KOHA; 2006

Löffler G. Petrides P. **Biochemie und Pathobiochemie.** Heidelberg: Springer; 1998

Martin M. **Labormedizin in der Naturheilkunde.** München: Elsevier; 2006

Mginnis W, Audhya T, Walsh W, Jackson, JA, McLaren-Howard J, Levis A, Lauda P, Bibus, DM, Jurnak F, Lietha R, Hoffer A. **Discerning the Mauve factor, part 1.** Alter Ther Health Med; 2008; 14(2): 40–50

Mginnis W, Audhya T, Walsh W, Jackson, JA, McLaren-Howard J, Levis A, Lauda P, Bibus, DM, Jurnak F, Lietha R, Hoffer A. **Discerning the Mauve factor, part 2.** Alter Ther Health Med; 2008; 14(3): 56–62

Mosetter K. **Was die Zelle zum Leben braucht.** Karlsruhe: Steinhardt Film; 2009

Mutter J. Amalgam. **Risiko für die Menschheit: Quecksilbervergiftungen richtig ausleiten.** 3. Aufl. Weil der Stadt: Natura-Viva; 2013

Mutter J. **Gesund statt chronisch krank: der ganzheitliche Weg. Vorbeugung und Heilung sind möglich.** Weil der Stadt: Natura-Viva; 2009

Mutter J. **Lass dich nicht vergiften! Warum uns Schadstoffe chronisch krank machen und wir ihnen entkommen.** 2. Aufl. München: Gräfe und Unzer; 2012

Mutter J. **Grün essen! Die Gesundheitsrevolution auf Ihrem Teller.** Kirchzarten: VAK; 2012

Nesterenko S. **Histaminintoleranz – die unentdeckte Krankheit.** Weinheim: Rainer Bloch; 2010

Nesterenko S. **Fruktoseintoleranz – krank durch Obst, Gemüse und Süßigkeiten.** Weinheim: Rainer Bloch; 2010

Pall M. **Explaining Unexplained Illnesses. Desease Paradigm for Chronic Fatigue Syndrome, Multiple Chemical Sensitivity.** London: Informa Healthcare; 2007

Reglin F. **Reduziertes Glutathion als körpereigene Entgiftungssubstanz.** Sonderdruck aus JOM; 2001; 9

Ritter T, Baumeister-Jesch L. **Stoffwechselstörung HPU. Ein Ratgeber für Patienten und Therapeuten.** 3. Aufl. Kirchzarten: VAK; 2015

Robbins A. **Das Robbins-Power-Prinzip: Wie Sie Ihre wahren inneren Kräfte sofort einsetzen.** 4. Aufl. Berlin: Ullstein; 2010

Robbins A. **Grenzenlose Energie. Das PowerPrinzip: Wie Sie Ihre persönlichen Schwächen in positive Energie verwandeln.** 6. Aufl. Berlin: Allegria, Ullstein; 2012

Runow K-D. **Wenn Gifte auf die Nerven gehen.** München: Südwest; 2008

Runow K-D. **Der Darm denkt mit.** München: Südwest; 2011

Schmidt S. Schmidt N. **Leitfaden Mikronährstoffe.** München: Elsevier; 2004

Servan-Schreiber D. **Die Neue Medizin der Emotionen.** München: Kunstmann; 2004

Selye H. **Einführung in die Lehre vom Adaptationssyndrom.** Stuttgart; Thieme 1953

Simpson KR. **Overcoming Adrenal Fatigue.** Oakland: New Harbiger Publications; 2011

Strienz, J. **Leben mit KPU-Kryptopyrrolurie: Ein Ratgeber für Patienten.** 4. Aufl. Germering: Zuckschwerdt; 2011

Sumner B. **Give him back his balls: For happy Relationships.** MyVoice Publishing, 2007

Walsch ND. **Gespräche mit Gott Band 1.** München: Arkana; 2006

Walsh W. **Psychische Erkrankungen anders behandeln: gezielte Therapie mit Mikronährstoffen – natürlich und nebenwirkungsfrei.** Kirchzarten: VAK; 2016

Wilson JL. Adrenal Fatigue. **The 21st Century Stress Syndrome.** Petaluma: Smart Publications; 2011

**Bibliografische Information der Deutschen Nationalbibliothek**
Die Deutsche Nationalbibliothek verzeichnet diese Publikation in der Deutschen Nationalbibliografie; detaillierte bibliografische Daten sind im Internet über http://dnb.d-nb.de abrufbar.

Programmplanung: Kathleen Rother
Redaktion: Barbara Buchter, Freiburg
Bildredaktion: Christoph Frick
Covergestaltung: © Thieme

Layout: CYCLUS · Visuelle Kommunikation, Stuttgart

Bildnachweis:
Cover: © Thieme/Simone Schneider
Fotos im Innenteil: © S. Schneider/Thieme
Illustrationen: anchin mabel, Stuttgart/Zürich
Die abgebildeten Personen haben in keiner Weise etwas mit der Krankheit zu tun.

Zitat S. 6 aus
Marianne Williamson, Rückkehr zur Liebe
© 1993 Arkana Verlag, München, in der Penguin Random House Verlagsgruppe GmbH. Übersetzung: Susanne Kahn-Ackermann

2. Auflage 2022


TRIAS Verlag in Georg Thieme Verlag KG,
Rüdigerstraße 14, 70469 Stuttgart, Germany
www.trias-verlag.de
© 1. Auflage 2018 TRIAS Verlag in Georg Thieme Verlag KG, Rüdigerstraße 14, 70469 Stuttgart

Printed in Germany

Satz und Repro: Fotosatz Buck, Kumhausen
Gesetzt in Adobe InDesign CS6
Druck: AZ Druck und Datentechnik GmbH, Kempten

Gedruckt auf chlorfrei gebleichtem Papier

ISBN 978-3-432-11628-0 1 2 3 4 5 6

Auch erhältlich als E-Book:
eISBN (ePub) 978-3-432-11629-7



TRIAS, einer der führenden Ratgeberverlage im Bereich Gesundheit, gehört zur Thieme Gruppe, marktführender Anbieter medizinischer Fachinformationen und Services. Anspruch der Thieme Gruppe ist es, den im Gesundheitswesen tätigen Berufsgruppen sowie allen an Gesundheit Interessierten genau die Informationen und Angebote bereitzustellen, die sie in einer bestimmten Arbeitssituation oder Lebensphase benötigen. Durch die hohe Qualität und zielgruppenspezifische Relevanz der angebotenen Leistungen bereitet Thieme den Weg für eine bessere Medizin und mehr Gesundheit im Leben.

Thieme